TRANSTORNOS MENTAIS
E REMÉDIOS ESPIRITUAIS

VOLUME
1

Rafael Papa

PELO ESPÍRITO
Hammed

TRANSTORNOS MENTAIS
E REMÉDIOS ESPIRITUAIS

VOLUME
1

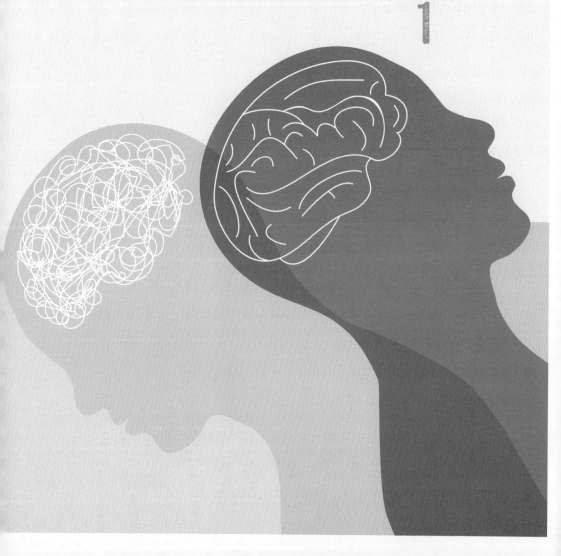

A ciência pode estar cheia de poder, mas só o amor beneficia. A ciência, em todas as épocas, conseguiu inúmeras expressões evolutivas. [...] O amor, porém, aproxima-se de seus labores e retifica-os, conferindo-lhe a consciência do bem. [...] Não duvidamos de que a primeira, bem interpretada, possa dotar o homem de um coração corajoso; entretanto somente o segundo pode dar um coração iluminado [...] (Emmanuel, Lição 152, Caminho, Verdade e Vida).

O convite

É para mim motivo de muita alegria ver concretizada esta obra do amigo Rafael Papa. Tenho acompanhado sua trajetória no campo da mediunidade curadora, nas palestras e *lives*, na arte da escrita, na capacidade de aglutinar pessoas para o estudo e a vivência do Espiritismo, conquistando-as por seu entusiasmo em relação a novas perspectivas para a evolução do espírito.

Agora, Rafael, o espírito Hammed, e uma equipe de médicos espirituais interessados na saúde integral do ser humano e na colaboração com médicos e especialistas correlatos da Terra, nos trazem reflexões oportunas sobre os transtornos mentais, grandes mazelas do nosso tempo, assim como nos apontam remédios salutares, os quais sempre estiveram ao nosso alcance, mas não percebíamos.

Inegável a realidade que nos cerca: avassaladora onda de estresse, depressão, atitudes e sentimentos negativos, transtornos mentais de todos os matizes que frequentemente desaguam em suicídios, abortos, rompimentos de laços afetivos, abandonos e uma infinidade de desequilíbrios emocionais.

Tal cenário nos deixa atônitos, muito embora, como espíritas, saibamos que são condições causadas por nós no pretérito ou até na presente encarnação, e que agora, na fase de transição do nosso planeta da categoria de Provas e Expiações para a categoria de Regeneração, é necessário que essas e outras dores venham justamente como oportunidades para o reequilíbrio dos espíritos, preparando-nos para os novos aprendizados que nos aguardam a caminho da luz. Espíritos que, por sua vez, formarão sociedades mais fraternas, que resultarão numa humanidade madura, serena, pronta para seguir adiante em seu aprendizado, rumo à evolução, sem tantos tropeços como os que grassam na raça humana atual.

Esse cenário venturoso não se concretizará por mágica. Será preciso que façamos a nossa parte, não só no aprimoramento pessoal, mas nas diversas instâncias da vida às quais somos chamados a colaborar.

Expresso aqui meu apoio ao Rafael. Sua coragem em admitir e expor as próprias limitações é exemplo a ser seguido, principalmente agora que viver de aparências tem sido o objetivo de tantos. Tal gesto não é mero exercício de humildade, tampouco de falsa modéstia que mentes precipitadas, na ânsia de emitir prejulgamentos, assim poderiam rotular.

Com essa atitude, Rafael deseja descer do púlpito para o meio da plateia, deseja caminhar nas ruas do sofrimento emocional de tantos, deseja nos abraçar e dizer: "Irmãos, somos todos iguais perante Deus, todos sofremos e falhamos, mas todos nós somos merecedores de sua imensa misericórdia, amemo-nos uns aos outros como Jesus nos ama." Aceitemos seu convite.

Ivana Raisky

Palestrante espírita. Ex-Presidente e atual Diretora de Gestão Editorial da Federação Espírita do Estado de Goiás (FEEGO). Trabalhadora da Irradiação Espírita Cristã, do Centro Espírita Lar de Jesus, e do Instituto Goiano de Estudos Espíritas (IGESE). Coordenadora de Comunicação Social da REVIVAS – Rede Escolha Viver.

Sumário

PARTE 1 - TRANSTORNOS MENTAIS 27
  Uma nova proposta 29
  01 A VISÃO ESPÍRITA SOBRE OS TRANSTORNOS MENTAIS. 37
  02 TRANSTORNOS MENTAIS: CONCEITOS BREVES 47
  03 TRANSTORNO DEPRESSIVO MAIOR 52
  04 TRANSTORNO DE ANSIEDADE GENERALIZADA 63
  05 TRANSTORNO AFETIVO BIPOLAR 69
  06 TRANSTORNO DE PERSONALIDADE NARCISISTA 74
  07 TRANSTORNO DE PERSONALIDADE *BORDERLINE* 78
  08 TRANSTORNO DE PÂNICO 85
  09 ESQUIZOFRENIA 90
  10 TRANSTORNO DO ESPECTRO AUTISTA 94
  11 TRANSTORNO DE DÉFICIT DE ATENÇÃO E HIPERATIVIDADE 99

PARTE 2 - REMÉDIOS ESPIRITUAIS 105
  12 AUTOCONHECIMENTO 107
  13 ADMINISTRAÇÃO DO ESTRESSE 110
  14 ADMINISTRAÇÃO DA RAIVA 118
  15 O AUTOAMOR 121

16	PERANTE VÍCIOS	125
17	PERANTE A FELICIDADE	130
18	PERANTE O PERDÃO	137
19	PERANTE AS DIFICULDADES DA VIDA	142
20	AUTOESTIMA	146
21	PERANTE O CORPO FÍSICO	150
22	PERANTE O MATERIALISMO	153
23	TRANSFORMAÇÃO PESSOAL	155
24	CONEXÕES SOCIAIS	160
25	RELACIONAMENTOS AFETIVOS	164
26	VIGILÂNCIA ESPIRITUAL	169
27	ORAÇÃO	172
28	DESOBSESSÃO PARA TRANSTORNOS MENTAIS	176
29	MEDITAÇÃO	181
30	PACIÊNCIA	184
31	PENSAMENTO	187
32	MUSICOTERAPIA	190
33	CIRURGIAS ESPIRITUAIS	192

PARTE 3 - RELATOS DE CASOS REAIS 199

34	PACIENTE COM PSICOSE E BIPOLARIDADE	201
35	PACIENTE COM DIAGNÓSTICO DE *BORDERLINE*	204
36	PACIENTE COM ESQUIZOFRENIA	206
37	PACIENTE COM TDAH E DEPRESSÃO MAIOR	208
38	PACIENTE COM SÍNDROME DO PÂNICO	212

Confidências

Antes de iniciarmos nossas reflexões, quero compartilhar com o amigo leitor algumas vivências minhas que julgo importantes, até para a compreensão do que se lerá mais adiante.

Desde 2019, estudo e participo de atividades de cirurgias espirituais. Dediquei-me também à literatura sobre o tema, primeiro com o livro *Curas Espirituais à Luz da Doutrina Espírita*, em coautoria com o médium Sérgio Cherci e com a Dra. Fátima Ramos, pesquisadora da USP, trabalho resultante das experiências no Centro Companheiros da Luz, em Birigui, São Paulo.

No início de 2023, veio o livro *Medicina Espiritual*, ditado por espíritos médicos com a colaboração da equipe de médiuns envolvidos na tarefa de cura espiritual no Centro Fraternidade Espírita João Batista, no Rio de Janeiro.

Nesse período, ocorreram muitas descobertas que renovaram meus conceitos sobre os recursos que a medicina dos espíritos oferece para complementar os trabalhos de auxílio às pessoas visitadas por doenças de toda sorte.

Acredito que a história deve ser contada desde o início para que o leitor perceba qual o propósito de escrever uma obra sobre medicina espiritual, desta vez contemplando o tema dos transtornos mentais. Amigos leitores das obras anteriores das quais participei estão familiarizados com alguns pormenores relatados nestas confidências, mas julgo importante salientar porque naturalmente sempre há nuances novas em nosso caminhar espiritual pela Terra. Além disso, é essencial lançarmos um olhar atencioso àqueles que pela primeira vez estão tomando contato com as questões relacionadas às curas espirituais, para que também possam assimilar de maneira proveitosa o conteúdo deste livro.

O processo de elaboração do livro anterior, *Medicina Espiritual*, envolveu uma série de entrevistas com os espíritos médicos, em sessões mediúnicas reservadas especificamente para aquele propósito como relatado acima. Enquanto eu entrevistava o espírito do médico Bartholomeu, percebi que o médium que transmitia sua mensagem, Leonardo Couto, mudou o semblante e o timbre de voz. Logo notei que não era aquele espírito que estava se comunicando.

Para meu espanto, quem se apresentou foi o espírito Hammed, apreciado por obras que trazem a filosofia oriental e a psicologia para o aperfeiçoamento espiritual das pessoas, convidando-me para trabalhar com ele, tanto na mediunidade curadora quanto na psicografia de algumas obras. Como o apóstolo Tomé fez com Jesus (João 20:24-29), eu não acreditei. Mas, atônito com o acontecido, respondi que sim.

Naquele momento, não consegui dimensionar a grande responsabilidade que assumia com tal compromisso e as consequências que traria. Continuei a participar das atividades do Centro como de costume. Havia me tornado um trabalhador da Fraternidade Espírita João Batista, pois o fato de a Casa reservar um espaço específico para o exercício da mediunidade curadora despertou minha atenção.

Semanalmente, sou testemunha de curas de mazelas variadas, tanto físicas quanto mentais e psíquicas, sempre assistido pela equipe de espíritos médicos que auxiliam o grupo no aprimoramento da mediunidade. O contato com Hammed me fez perceber que, pessoalmente, era hora de assumir novas tarefas. Contudo, dominava-me o ceticismo em relação à identidade do espírito, tão conhecido no meio espírita e que atuava por outro médium. Será que era realmente o espírito ou algum mistificador? E por que fui escolhido? Estaria à altura da tarefa proposta?

Em abril de 2023, no Domingo de Páscoa, eu ainda estava sem saber como iniciaria o trabalho de psicografia com o espírito e em busca de respostas para confirmar se era realmente Hammed. Naquele dia, estava trocando mensagens de felicitações com uma amiga, a médium Lucia Garcia, que hoje reside em Portugal e que trabalhou por muito tempo com psicografia de cartas consoladoras. A conversa fluía amena quando, repentinamente, ela sentiu dormência no braço e pediu que eu aguardasse alguns minutos.

Quinze eternos minutos depois, ela me passou a psicografia endereçada a mim que recebera do espírito Hammed, trazendo uma mensagem que buscava aproximação e recomendando que eu me permitisse atuar no processo de psicografia.

Até aquele momento, dois médiuns, Leonardo, no Rio, e Lúcia, em Portugal, foram intermediários das mensagens do espírito Hammed, mas ainda assim eu duvidava. Não conseguia perceber se desconfiava do processo ou da minha capacidade em realizar o trabalho, então estava bastante reticente sobre a possibilidade de permitir a aproximação e escrever os livros que o espírito alegava que faríamos juntos.

Pouco tempo depois, ainda no mês de abril, fui surpreendido com um áudio gravado, desta feita em reunião mediúnica na Federação Espírita do Estado de Goiás (FEEGO), dirigida por Ivana Raisky, ex-presidente e atual diretora daquela instituição. O espírito Hammed em psicofonia da médium Elza Mendes, de forma enérgica, disse que o trabalho proposto por ele já deveria ter iniciado. Que eu estava perturbado, "que me aprumasse". As palavras ressoaram nos escaninhos de minha alma. A grande verdade é que eu estava com medo da responsabilidade. Porém não havia mais dúvidas.

Em maio, recebi uma carta psicografada pela médium Inez Fernandes, da cidade de Resende (RJ), assegurando que o trabalho com o espírito Hammed estava pronto para começar e seria longo. Naquele mesmo dia, o espírito do médico Charles Pierre teceu frases de incentivo que tocaram no fundo do meu ser. Eu não duvidava mais. Estava confiante sobre o caminho a seguir e abracei a causa.

Buscava dar passividade aos sábados no trabalho de cirurgias espirituais, na Fraternidade Espírita João Batista, mas ainda não tinha suficiente educação mediúnica e o medo não permitia que o processo florescesse. Então o médico espiritual Dr. Fritz recomendou-me que eu buscasse aprimorar a mediunidade para adquirir a segurança necessária.

Profissionalmente, trabalho na Universidade Federal de Juiz de Fora, em Minas Gerais, que fica apenas a 185 km do Rio de Janeiro, então passo a semana naquela cidade e participo de atividades espíritas na Associação Espírita Paz e Amor.

Em agosto de 2023, durante o Congresso Espírita de Juiz de Fora conheci a médium Margarida dos Santos. Veio-me a intuição de pedir auxílio nesse processo e ela aceitou prontamente. Encontramo-nos, às quartas-feiras, com o propósito de conquistar a segurança mediúnica e materializar os livros que o espírito Hammed almeja. Assim, consegui dar passividade para o espírito, o livro começou a ser escrito e hoje está aqui, em suas mãos, caro leitor.

Isso me lembra de que todo processo é uma construção diária que requer concentração, foco, disciplina e entrega. E nesse labor a médium Margarida dos Santos, com sua bondade e paciência, colocou-me no trilho da psicografia de uma forma segura e acolhedora.

Conto, além disso, com todo auxílio e estímulo dos espíritos que trabalham na Fraternidade Espírita João Batista. Todos foram fundamentais, porém o espírito Karan, por meio do médium Luiz Carlos Sá, descortinou aspectos emocionais para que a minha mediunidade pudesse fluir de maneira constante e consistente.

Igualmente, os médicos espirituais Bartholomeu, Hermann, Fritz, Frederick Von Stein, Pedro, Campos da Paz, Charles Pierre, dentre muitos outros, semanalmente, trouxeram-me ensinamentos e esforços para que tudo se materializasse bem. E por qual motivo contei essa história toda?

Não só para dar a conhecer minha trajetória com a obra de Hammed, mas também por conta da grande preocupação desse espírito com a tendência avassaladora de crescimento dos índices de transtornos mentais em todo o planeta.

A Espiritualidade se preocupa com o adoecimento mental que grande parte da humanidade poderá experimentar durante o processo de transição planetária. Diante dessa perspectiva biopsicossocial e espiritual, Hammed e toda sua falange entendem a necessidade de trazerem conhecimentos que sirvam de bússola aos que buscam compreensão ou cura para tais mazelas.

A Doutrina dos espíritos é manancial riquíssimo para que as pessoas possam ser auxiliadas por meio do conhecimento das possíveis causas e soluções para suas dificuldades emocionais. Toda a profilaxia espírita pode ajudar diretamente à imensa multidão de pessoas que se encontra em sofrimento mental.

Eu ainda estava envolvido com as cirurgias espirituais como um recurso para melhoria de processos orgânicos quando ampliei minhas percepções para além do corpo físico, considerando também a mente e as emoções, sob o prisma dos conhecimentos espíritas. E o fato de ser psicólogo conecta-me ao conteúdo da obra e aos casos que me são apresentados no dia a dia.

A chave para essa "virada" foi o caso de um jovem portador do Transtorno de Déficit de Atenção e Hiperatividade (TDAH) que apresentava crises diárias de ansiedade.

Antes, um aparte: para preservar as identidades das pessoas citadas nos relatos aqui e na terceira parte, omitiremos seus nomes, ou substituiremos por nomes fictícios e esperamos contar com a compreensão do leitor.

O referido jovem tem vinte anos, entretanto suas crises são percebidas desde os seis anos de idade, quando sua família providenciou tratamento com psicólogo e psiquiatra. As crises iam e vinham, porém, ao completar dez anos, houve uma normalização do quadro psiquiátrico. Foi dispensado de medicação e também recebeu alta do tratamento psicológico.

Contudo, aos quinze anos, as crises voltaram e foi preciso retomar o tratamento psicológico e psiquiátrico. Aos vinte anos, o jovem apresentava bastante dificuldade de relacionamento com o pai e não se sentia valorizado por ele. O quadro clínico, embora estivesse sendo tratado, tornara-se bastante complexo.

A mãe do jovem procurou-me para buscar conselhos, em razão de eu ser psicólogo e espírita. Percebi que o jovem estava bem amparado sob o prisma psiquiátrico e psicológico, mas algo o afetava além da compreensão da ciência terrena.

Convidei-a para conhecer a Fraternidade Espírita João Batista, para que eu pudesse acompanhar o caso de forma estreita. O jovem estava assustado e não queria visitar o Centro Espírita, mas a mãe o convenceu a ir. Ao chegarem ao local, assistiram a uma palestra pública. Logo após, ao processo de desobsessão. Percebeu-se que havia alguns espíritos desarmonizando as emoções do jovem. Foram evocados, acolhidos e encaminhados para hospitais de tratamento no Plano Espiritual.

O jovem estava assustado, porém mais lúcido. Todavia, parecia trêmulo e com falta de ar. Rapidamente encaminhei-o para o espírito Dr. Hermann, que se manifesta por meio do médium Roberto Augusto. O Dr. Hermann o acolheu, conversou com ele e orientou-o a sintonizar-se com Jesus. Durante aqueles momentos, o jovem acabara de passar por uma cirurgia espiritual. Ao final do procedimento, era outro o seu ânimo, ficando mais otimista, revigorado, menos ansioso e mais sorridente.

A história daquele jovem mexeu com minhas crenças. Eu sabia que as cirurgias espirituais poderiam auxiliar pessoas com problemas psiquiátricos, contudo não tinha a menor ideia de que promovem um divisor de águas na vida do paciente. O foco até então eram as doenças físicas, pois os resultados nesse campo são mais evidentes. Mais fácil constatar um órgão reconstruído do que uma transformação psíquica, emocional.

O caso me animou. De fato algo havia acontecido e eu gostaria de entender como e quais os desdobramentos. Além de observar os problemas orgânicos, agora estava sintonizado com o acompanhamento de transtornos mentais. Estava no início da psicografia deste livro e senti-me estimulado a continuar. Passei a ouvir relatos, a acompanhar casos.

Logo após o caso daquele jovem, tive uma surpresa muito grande. Eu havia feito uma palestra em uma Casa Espírita em Jacarepaguá, no Rio de Janeiro, quando fui procurado por um senhor de cinquenta anos, com um olhar meio perdido.

Ele me disse que há anos sentia-se pouco lúcido e tomava-o grande apatia. Nenhuma medicação melhorava esse quadro patológico. Afirmou que visitaria a Fraternidade Espírita João Batista; quem sabe ali poderia encontrar algum alívio. Realmente ele foi. Encontrei-o nos corredores do Centro Espírita e fiquei feliz em vê-

-lo naquele movimento de busca por melhorias, porém mantinha o semblante apreensivo e triste.

Por dois meses não tive mais contato com aquele senhor, até que, certo dia, o encontrei na sala de desenvolvimento mediúnico, como participante da turma de formação de médiuns. Não me recordo de tê-lo encontrado após sua primeira visita.

Ele apresentava outra expressão e foi a primeira vez que o vi sorrindo, feliz, cheio de boas perspectivas. Era inacreditável como seu semblante havia se modificado. Antes pouco se socializava e agora estava ali entre as pessoas, abraçando a todos.

Confesso que minha mente começou a borbulhar de curiosidade sobre a trajetória dele para chegar naquele estado. Ao final da aula, chamei-o para conversar e entender o processo.

O primeiro ponto a ser destacado por ele foi a recepção no Centro Espírita. Sentiu-se acolhido e em paz, sem necessidade de dar muitas explicações sobre seu sofrimento. Foi recebido com afeto e abraços, entre eles o meu, que o deixaram à vontade e bastante confiante para participar das atividades. Naquele momento lembrei-me de uma frase do espírito Hammed em uma de nossas sessões:

> "Antes de hospitalização, as pessoas precisam de hospitalidade."

Aquele senhor participara do atendimento fraterno e logo fora encaminhado para a cirurgia espiritual. Quem o atendeu, por meio do médium Alan Faria, foi o espírito Dr. Pedro, e este médico espiritual relatou-me que restabelecera o fluxo de fluido perispiritual, alinhando chacras e centros de forças desarmonizados em razão do processo de ansiedade daquele senhor.

Por três semanas consecutivas o processo ocorreu. Na primeira cirurgia espiritual, o paciente sentiu uma vibração energética de paz se aproximando, trazendo uma harmonia que ainda não havia experimentado. Não sabia o que estava acontecendo, mas sentia-se bem.

Ao final do período de tratamento, o espírito Dr. Pedro orientou que ele fosse integrado ao trabalho em algum setor do Centro Espírita. Nas semanas seguintes, até o nosso reencontro, ele passou a coordenar a entrada de pessoas na sala de desobsessão, com legítima alegria no ato de servir. Sentiu-se novamente abraçado pela equipe de trabalhadores. Confidenciou que demora duas horas até chegar ao Centro Espírita, mas cada segundo no trabalho vale a pena.

Tudo o que ele precisava era ser acolhido, socializar-se com pessoas e servir ao próximo. Jesus já havia deixado claro que apenas o amor cura. Aquele senhor sentiu-se amado e amou. Acredito que esse fator tenha sido um divisor de águas em sua vida para o seu restabelecimento psíquico. Hoje ele participa dos trabalhos no grupo mediúnico.

Respaldado por este e por outros incontáveis exemplos similares, é que o espírito Hammed nos oferece esta obra. Ele elucida o tema dos transtornos mentais sob o prisma espiritual e traz conhecimentos que levam à compreensão dos aspectos psiquiátricos, a começar pela intrincada nomenclatura científica nem sempre compreendida pelas pessoas. As siglas permeiam receituários, redes sociais, conversas, como se fosse uma linguagem cifrada.

Nesse particular, contamos com a colaboração de Nádia Voga (médica psiquiatra), a quem agradecemos a gentileza em nos auxiliar a pesquisar, nos documentos geralmente utilizados pela Medicina e pela Psicologia, os termos corretos, a classificação dos transtornos mentais e seus aspectos principais, em especial no DSM5, manual internacionalmente utilizado com esse fim, e no *Psicofármacos: consulta rápida*.

O objetivo é oferecer fundamentação científica proveniente de fontes confiáveis para as próprias pesquisas do leitor. Sempre com o aval do espírito Hammed, tivemos o cuidado de selecionar artigos e documentos acessíveis à compreensão, não só de especialistas, mas de todos aqueles que queiram consultá-los online.

Ao final da leitura, espera-se que os leitores possam entender por que algumas patologias guardam semelhança entre si e outras não? O tratamento de uma é válido para a outra? E quais são os processos espirituais em cada situação?

Almejo que todo aquele que esteja lidando com algum transtorno mental, pessoalmente ou com entes queridos, possa encontrar nestas páginas do espírito Hammed lenitivo para amenizar suas dores, assim como ampliar seu conhecimento e obter roteiros seguros para seguir em frente, com uma nova percepção biopsicossocial e espiritual do tema.

Termino esta apresentação com um pensamento do espírito médico Dr. Karan, através do médium Luis Carlos Sá, que, a meu ver, traduz o sentido da tarefa que ora abraçamos: *O amor genuíno se instala na vida de um indivíduo quando as suas mãos são a extensão do amor de Jesus perante a humanidade.*

RAFAEL PAPA

PARTE 1
TRANSTORNOS MENTAIS

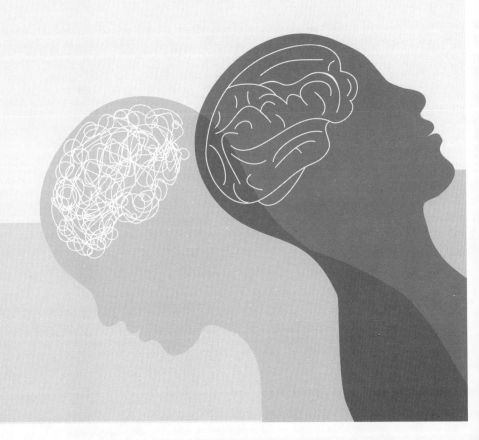

Uma nova proposta

Nada de novo apresentamos, exceto o enfoque do Espiritismo e que tem faltado ao conhecimento de nobres psicoterapeutas, assim como ao de outros especialistas na área da saúde mental e emocional[1] (Joanna de Ângelis).

A venerável Joanna de Ângelis, através da mediunidade de Divaldo Franco, traz inestimável contributo ao conhecimento dos mecanismos da mente e da emoção sob os aspectos da ciência, porém jamais dissociado dos fatores espirituais.

Os dezesseis volumes da chamada *Série Psicológica*[2] são fonte de estudo e reflexão para quantos se dispo-

---

1 ÂNGELIS, Joanna (Espírito). **Conflitos existenciais**. Psicografado por Divaldo Pereira Franco. Salvador: LEAL, 2023.
2 ÂNGELIS, Joanna (Espírito). **Série Psicológica**. Psicografado por Divaldo Pereira Franco. Salvador: LEAL, 2023. 16 v.

nham a compreender a temática. E não nos furtamos também a recorrer à sua sabedoria, verdadeiro farol a iluminar os caminhos para alcançarmos a saúde mental e emocional.

Como podemos depreender do que nos diz Joanna de Ângelis, o assunto tem sido foco da Espiritualidade Maior há tempos. E nos debruçamos sobre o tema, com o concurso do grau de entendimento atual que nos permite a condição evolutiva em que estagiamos.

Nunca é demais recordar que, há mais de dois mil anos, Cristo presenteou a humanidade com um novo olhar sobre o Deus da destruição, como equivocadamente supunham os que interpretavam as páginas do Antigo Testamento, sem a chave do conhecimento que Ele trouxe.

Jesus nos revelou a face amorosa do Pai, provedor de oportunidades em abundância em todos os sentidos da Vida. No entanto, jamais deixou de nos alertar sobre nossas responsabilidades e as respectivas consequências de nossos atos. Mostrou-nos o Deus de misericórdia, a nos oferecer caminhos de redenção para as mazelas de nossos espíritos ainda vacilantes perante as luzes do Bem.

Ao longo dos séculos, no entanto, a figura de Deus apresentada por Jesus, sofre distorções. Tal se dá pela diversidade de interpretações de Sua mensagem. E esse fato resulta das condições evolutivas, da capacidade de entendimento inerente a cada reencarnação de um espírito, do conhecimento disponível naquele momento.

Assim, boa parte da raça humana ainda O sente como um Deus de punições eternas sobre aqueles que não O obedeçam cegamente. A consequência de tal viés filosófico é a eclosão de culpas desproporcionais pelos equívocos cometidos, e um demasiado senso de desmerecimento de legítimas oportunidades na vida material e espiritual.

A ideia de um Deus antropomórfico[3] pode ser a causa de muitos transtornos mentais e um dos principais fatores para o desencadeamento de uma gama de distúrbios emocionais. Surgem daí os sentimentos de remorso e culpa no coração do homem, que o fazem recuar perante as possibilidades ofertadas por Deus para a construção de uma vida de equilíbrio e felicidade legítima.

Esse "Deus emocional" e distorcido ecoa, portanto, no coração de muitos seres e contribui para a ausência de esperança por dias melhores. Com essa concepção, olvida-se a figura do filho pródigo que retorna à Casa do Pai e é recebido com uma grande festa (Lc. 15:11-32)[4]. Assim também Deus Pai e a Espiritualidade Maior regozijam-se com os filhos da humanidade que se arrependem e buscam novo roteiro para suas vidas.

Abraçar com urgência as novas concepções trazidas por Jesus em sua passagem entre nós e na voz de seus emissários, em todas as épocas e nações da Terra mostra-nos o caminho do equilíbrio para o espírito encarnado.

---
3 Descrito ou concebido sob uma forma humana ou com atributos humanos.
4 DIAS, Haroldo Dutra (Trad.). **O Novo Testamento**. Brasília: FEB, 2016. (nota do autor: todas as citações bíblicas foram retiradas desta obra).

A sabedoria do homem reside em oferecer a si próprio um novo olhar sobre seu interior para esculpir uma forma espiritual quintessenciada, transformando falhas em grandes aprendizados.

Ao não reconhecê-las como responsabilidade sua, o homem tem criado futuro cruel para si, julgando-se castigado por um Deus reativo, material, vingativo, opressor, numa visão distorcida, concebida em milênios de interpretações errôneas sobre a natureza divina, frisamos.

Essa interpretação caiu por terra quando os espíritos nos revelaram o que Kardec registrou na Introdução de *O Livro dos Espíritos*: *Deus é eterno, imutável, imaterial, único, onipotente, soberanamente justo e bom*[5]. No entanto, arraigada às velhas crenças, desconhecendo quase por completo a realidade do próprio espírito, os homens seguem cultivando o cipoal de mazelas morais que se traduzem em desequilíbrio de mente, emoção e corpo.

Tanto a Espiritualidade quanto as ciências terrenas têm observado aumento significativo de transtornos mentais e emocionais na humanidade. Essa ocorrência está intrinsecamente ligada ao estilo de vida contemporâneo construído sobre os pilares de poder, materialismo e descrença sem precedentes na história humana.

Poderíamos enumerar infinitamente as causas do desequilíbrio, tais como a explosão do número de divórcios; as extravagâncias da matéria; a sede pelo poder;

---

5   KARDEC, Allan. **O Livro dos Espíritos**. Brasília: FEB, 2013.

o desejo de controlar pessoas e circunstâncias; o imediatismo dos processos que necessitam de tempo para acontecer; a ausência de lucidez nos processos de tomada de decisão.

Ao trazer para o campo espírita, as causas podem ser identificadas nos processos obsessivos que agravam casos de saúde mental; na ausência da educação mediúnica que resulta em desequilíbrio; e na ausência de trabalho no Bem, ainda insuficiente diante das possibilidades que se apresentam para o enfrentamento dos desafios que visitam a raça humana gerando assim um vazio existencial.

Por outro lado, a Medicina e a Psicologia ainda não estão prontas para o socorro necessário às almas que adoeceram no campo psíquico, pois muitas das causas desse adoecimento estão enraizadas nos aspectos espirituais. É bem recente o interesse da ciência em investigá-los e, consequentemente, escassos são os procedimentos oferecidos aos pacientes.

A perspectiva genética ainda é senhora das discussões sobre saúde mental, apesar de alguns estudiosos já se debruçarem sobre a hipótese de a questão ir além da fragilidade das células físicas. As pesquisas que se voltarem para tal campo terão grande probabilidade de ser fontes luminosas de conhecimento sobre diversas questões psiquiátricas e psicológicas que desafiam a ciência.

Nesse sentido, consideramos que o primeiro passo seja desconstruir a noção milenar de que somos seres destinados ao sofrimento. É óbvio que não podemos desprezar que sofremos, mas é bastante benéfico perceber que ninguém nos pune, a não ser nossa consciência acerca das faltas cometidas diante da Lei Divina.

E até essas faltas não constituem sentença de punição eterna. As oportunidades para remissão se sucedem dia após dia, reencarnação após reencarnação. Deus nos criou para a felicidade, não para o sofrimento, que apenas configura estação de aprendizado mais ou menos longo, mais ou menos complexo, de acordo com o degrau evolutivo em que nos detemos.

Algumas ações são de grande relevância para reverter o conceito de punição que está na raiz de muitos transtornos mentais: autoconhecimento, tratamento médico e psicológico, atividades físicas, alimentação, sono, exercício dos bons hábitos morais, entre eles o perdão, e tantos outros recursos.

Procurou-se descrever e desvendar, nestas páginas, a visão espiritual sobre a saúde psíquica tanto para possíveis pacientes dos diversos transtornos que se apresentam quanto para os familiares que os auxiliam no enfrentamento de suas dificuldades.

Almejamos que os especialistas da área também possam se beneficiar dos conhecimentos e experiências aqui grafados para que, em futuro próximo, consigam aliar aos recursos propiciados pela Psiquiatria e pela Psicologia um novo olhar sobre a prática de suas atividades.

Ao compreenderem as causas espirituais de muitas doenças psíquicas e, igualmente, inteirarem-se dos remédios espirituais pertinentes, poderão obter resultados mais eficazes junto aos seus pacientes. A saúde psíquica dos indivíduos delineia-se, portanto, como o maior patrimônio a ser conquistado pela humanidade nas próximas décadas.

Sem a presunção de certezas absolutas, convidamos os estudiosos do tema, quer atuem no campo científico, quer no espiritual, para juntarem-se a nós na troca de informações. Que não nos separem as ideias sectárias, os limites religiosos, os preconceitos, as ideias equivocadas. Que nos unam o desejo de auxiliar a humanidade em seu progresso. E que possamos, juntos, contribuir para a construção de novos paradigmas no tratamento das mazelas mentais e psicológicas, com base numa visão integral do homem.

Rafael Papa

UM

A VISÃO ESPÍRITA SOBRE OS TRANSTORNOS MENTAIS

Os estudos científicos da Terra sobre os transtornos mentais ainda carecem de expansão, ainda que avanços significativos já sejam perceptíveis.

É consenso entre os especialistas que os tratamentos precisam ser conduzidos de forma contínua e não fragmentada. A complexidade dos quadros é um desafio, porque há pacientes que apresentam mais de um transtorno ao mesmo tempo; por outro lado, um sintoma pode ocorrer em patologias diferentes. Tal fato dificulta a compreensão sobre o programa de ação mais adequado para tratar e quais medicações prescrever.

A automedicação não é recomendada de forma alguma. Tal comportamento tende a piorar os conflitos da mente e trazem grandes prejuízos no campo do comportamento.

Atualmente, as equipes de especialistas disponíveis em hospitais, clínicas e Centros de Atenção Psicossocial (CAPS) são multidisciplinares. Além dos médicos, são integradas por terapeutas ocupacionais, enfermeiros, musicoterapeutas, educadores físicos, psicólogos, assistentes sociais, arte terapeutas e pessoal de apoio administrativo. Isso traz uma boa perspectiva de tratamento digno e eficaz, aproximando-se do que a Espiritualidade tem programado para a evolução dessa área do conhecimento humano.

A proposta que trazemos aos médicos psiquiatras é uma nova maneira de abordar os sintomas dos pacientes para além do diagnóstico e dos procedimentos usuais. Como sabemos, na atualidade, o acompanhamento é feito por longos períodos e, com frequência, por toda a vida do paciente, gerando adaptações compulsórias na dinâmica familiar.

A maioria das pessoas não tem ideia sobre o significado dessas mudanças: é um pai que precisa mudar de profissão para ter condições de acompanhar o filho às consultas com o médico, com o psicólogo; é um irmão que falta às aulas para levá-lo à arteterapia; é uma mãe que precisa lidar com os conflitos gerados entre o filho e outras pessoas nos momentos de crise; uma mãe que não dorme para vigiar os passos, os medos, os atos de seus filhos, os quais possam acarretar dificuldade, dores ou constrangimentos a si e aos outros; isso só para citar algumas das adaptações e renúncias que tais quadros exigem.

Chega um momento em que quase todos do grupo familiar desistem. Vão abandonando o caso, vão deixando a responsabilidade nas mãos de um só, considerado mais forte, responsável ou culpado, de acordo com a visão de quem abandonou a tarefa.

E esse abandono tem por justificativa a desesperança numa melhora daquela pessoa acometida pelo transtorno; a mágoa por ela não ter conseguido vencer o que se pensava fosse um momento de crise; a vergonha de ter alguém assim na família, seja desde o nascimento ou que em algum momento revelou aquele quadro; é o cansaço, o comodismo, a raiva por ter que lidar com a situação, e assim por diante.

E, como transtornos mentais e emocionais não são enfaixados como um ferimento, não apresentam talas como uma fratura, a maioria acredita que o paciente não tem nada. Vão rotulando tudo: "É manha!"; "É egoísmo!"; "É fuga!"; "Quer aparecer!"; "Não quer trabalhar" e por aí vai uma infinidade de absurdos. Vemos cotidianamente casos semelhantes que vão da criança com Transtorno do Espectro Autista ao idoso portador de Doença de Alzheimer.

E aquele que fica sobrecarregado com a tarefa de cuidar, recebe um prognóstico: "olha, se cuide, senão vai adoecer também." Mas não lhe é dada nenhuma opção viável. Nem substitutos que não passem por terceirização fria e simples dos cuidados a alguém sem ligação afetiva, apenas profissional; ou o abandono do ente querido. Quem cuidará daquela pessoa?

Uma visão mais abrangente, portanto, contemplando também os componentes espirituais do transtorno, pode trazer melhor qualidade de vida ao paciente e aos familiares, com possibilidades de remissão ou estabilidade, consideradas inviáveis há até pouco tempo.

Como seria gratificante nos encontros com familiares dos portadores de transtornos mentais se, ao invés de pintar um quadro sombrio de eterna vigilância e renúncia, fosse possível acenar-lhes com a perspectiva de cura ou não sendo isso possível, que fosse viabilizado um maior equilíbrio do ente querido, que tornasse a vida deste e a convivência familiar mais saudáveis!

Não podemos desprezar as conquistas terrenas que a ciência consagrou. Os parâmetros definidos para os procedimentos na área devem ser respeitados. Aos pesquisadores do campo da *psique* cabe aprofundar estudos para encontrar as soluções que, por ora, não conseguem lograr na cura das pessoas.

Somar às hipóteses genéticas o conhecimento relacionado aos atributos do espírito e a influência dos processos reencarnatórios sobre os aspectos biológicos dos indivíduos pode contribuir para um diagnóstico mais preciso, um tratamento mais eficaz.

A Doutrina Espírita constitui farol nessa busca, uma vez que oferece ao estudioso uma visão que, até meados do século XIX, não era possível, ao aliar filosofia, religião e ciência; ao revelar as Leis Universais a que toda criatura está ligada.

Antes, essas três vertentes constituíam corpos separados do conhecimento, entrechocando-se em alguns pontos, afastando-se completamente noutros, em razão dos esforços de cientistas, filósofos e religiosos em definir parâmetros, cada um a seu modo, para a interpretação dos fatos da vida e do comportamento que se esperava do ser humano.

Na visão do Espiritismo, muitos transtornos psiquiátricos têm causa nas dificuldades da vida, mas podem ser potencializados por processos obsessivos. Nesses casos, seres desencarnados atuam diretamente nas aflições mentais do paciente, amplificando as suas dificuldades psíquicas. Quando nos referimos a potencializar, é porque a causa não é a obsessão, mas esta é parte do processo de adoecimento.

As verdadeiras causas partem de uma mente desequilibrada e de um corpo perispiritual completamente desalinhado em seus chacras. O chamado "tratamento de desobsessão" tem por objetivo conduzir as entidades desencarnadas para novos caminhos no Mundo Espiritual. Sem a sua influência, o paciente experimentará imediato alívio mental.

A perspectiva é que no futuro a medicina terrena e espiritual estejam alinhadas para o atendimento aos portadores dos transtornos aqui citados. Não nos atrevemos a situar época determinada, pois todos os acontecimentos na Terra dependem do ritmo evolutivo da humanidade.

Em várias passagens dos livros da Codificação, vemos o alerta para não cravar data de nenhum acontecimento, a exemplo do que está escrito no parágrafo oitavo do item 267, em *O Livro dos Médiuns: Toda previsão com data marcada é indício de mistificação.*

Emmanuel, no livro *Caminho Verdade e Vida* – Lição 136 – *Coisas terrestres e coisas celestiais* –, também alerta para a ansiedade do homem em saber quando e como se darão os progressos almejados. Recomendamos a leitura dessa lição na íntegra, mas destacamos aqui um excerto oportuno para a reflexão que estamos fazendo:

[...] Indagam outros, relativamente às razões pelas quais os cientistas libertos do Plano físico não voltam aos antigos centros de pesquisas e realizações, vulgarizando métodos de cura para as chamadas moléstias incuráveis ou revelando invenções novas que acelerem o progresso mundial. São esses os argumentos apressados da preguiça humana.

Se os Espíritos comunicantes têm tratado quase que somente do material existente em torno das próprias criaturas terrenas, **num curso metódico de introdução a tarefas mais altas** *e ainda não puderam ser integralmente ouvidos, que viria a acontecer se olvidassem compromissos graves, dando-se ao gosto de comentários prematuros? É necessário compreenda o homem que Deus concede os auxílios; entretanto,* **cada Espírito é obrigado a talhar a própria glória** *[...] (grifo nosso).*

Estamos no limiar do momento em que essa aspiração do homem por novas revelações no campo da medicina poderá se concretizar. A Espiritualidade reserva recursos e instrumentos inimagináveis para elevar o exercício da medicina e das demais ciências da Terra a patamares de real eficácia. No entanto, como bem nos lembra Emmanuel, ainda não estamos prontos para assimilar tal bênção. É preciso que nos preparemos, que ampliemos nossas percepções, que nos depuremos de nossas limitações morais, que ampliemos nossos conhecimentos.

Cabe ao homem, pois, acelerar o seu progresso pelo esforço em aprofundar conhecimentos, em aprimorar-se, tanto no campo material quanto no campo espiritual, para habilitar-se a receber novas bênçãos.

Há uma frase atribuída a Confúcio – *A palavra convence, o exemplo arrasta.* –, que se encaixa bem nessa proposta. O indivíduo com disposição de se aperfeiçoar influencia positivamente a outro, e este a outro, e assim por diante. Como uma onda, esse movimento vai se expandindo para outros núcleos sociais construindo paulatinamente o progresso coletivo.

Perante o que dissemos até agora, podemos vislumbrar que os próprios espaços físicos para atendimento dos pacientes terão uma configuração diversa do que temos hoje, para possibilitar terapia integral ao ser, aos espíritos a ele vinculados e aos familiares. O atendimento se dará por uma equipe multidisciplinar mais complexa do que temos hoje, conjugando os esforços dos Planos Terreno e Espiritual.

Assim, a nova dinâmica dos tratamentos psiquiátricos incluirá procedimentos inerentes aos sintomas orgânicos, como programa alimentar adequado, psicoterapia, arteterapia, musicoterapia. E também preces, passes, assistência aos espíritos obsessores, cirurgias espirituais e assim por diante. Tudo para promover o autoconhecimento, o equilíbrio individual e a reconstrução dos laços sociais, o que se traduz em cura.

E quando o transtorno está vinculado à mediunidade do paciente? Como veremos, alguns casos de transtornos têm origem no desequilíbrio mediúnico, muitas vezes gerado por culpas dos atos em vidas passadas que abrem espaço à vinculação a possíveis "cobradores espirituais", que passam a influenciar fortemente aquela pessoa a cair nos despenhadeiros psíquicos.

É importante, então, promover o equilíbrio por meio de preces e da sintonia com os bons espíritos, para que aquele médium tenha condições de bem conduzir a sua mediunidade. Chegará o dia em que essa proposta de interação entre os dois Planos da Vida em busca da cura integral estará vinculada aos manuais de Psiquiatria, ainda que hoje alguns de nós possamos considerá-la uma utopia. Nunca é demais lembrar que as grandes descobertas, as invenções e as filosofias também sofreram descrédito em seus primórdios. No entanto, a mente humana vem evoluindo continuamente e o conhecimento tem sido ampliado e reformulado sempre à luz de fatos irrefutáveis.

Sobre o campo da Psicologia, o que se percebe é que, na atualidade, a chamada ciência do comportamento humano ainda se encontra fragmentada pela composição de diversas abordagens respeitadas no Mundo Espiritual. Contudo, haverá a necessidade de diálogos entre esses diversos campos do saber psicológico para que o paciente seja beneficiado.

Sugerimos que todo profissional de Psicologia se desarme de suas certezas sobre os tratamentos emocionais e procure compreender todas as abordagens para oferecer o tratamento adequado a cada paciente.

A convergência entre as diversas áreas do conhecimento propiciarão novos estudos e abordagens valiosas. A despeito de o profissional de Psicologia necessitar de racionalidade para o atendimento psicológico, o espírito de humanidade deveria ser considerado porta de entrada para qualquer tipo de tratamento. Seria o acolhimento respeitoso, sem tendências ao pieguismo, ou na extremidade oposta à indiferença por todas as almas mergulhadas em grande sofrimento.

A abordagem mais atenciosa evitaria o temor que muitos pacientes apresentam em relação aos seus terapeutas. Ao contrário, seria um estímulo para que juntos consigam ressignificar comportamentos para que resultem em saúde mental. Do Plano Superior vem, portanto, o convite para a aproximação entre os especialistas de saúde terrenos e espirituais, para alcançarmos o tão almejado equilíbrio entre as forças da matéria e do espírito na busca por saúde.

Quando essa comunhão se der, representará grande salto para a solução de questões psíquicas, com o benefício dos aprendizados e das técnicas ainda desconhecidos entre os encarnados e que precisam ser descortinados por pesquisadores de saúde mental, frisamos.

Na atualidade, com os recursos e métodos disponíveis, a saúde mental não é acessível a todos. Os tratamentos disponíveis são desconhecidos por muitas pessoas que possuem dificuldades emocionais. Raros são os casos em que um paciente é atendido de forma contínua ao longo do curso de suas dificuldades psíquicas.

O alto custo dos tratamentos psiquiátricos inviabiliza esse acesso, e muitos indivíduos recorrem a soluções sem correta condução. Com frequência são arrastados à automedicação, que culmina no agravamento dos problemas emocionais. No nosso entender, dar acessibilidade ao tratamento psiquiátrico e à difusão dos conhecimentos sobre estados emocionais deveria ser uma das maiores pautas da humanidade. Essa deveria ser meta essencial para governantes em todo o mundo.

Por fim, é importante relembrar que somos todos aprendizes em nossa caminhada evolutiva e precisamos uns dos outros para que a fraternidade, proposta por Jesus, venha comandar o cerne do coração de todos. O Evangelho é a bússola de redenção para todos os que sofrem nesses momentos de aflições emocionais por toda parte.

Que jamais possamos desistir de nossa existência diante dos momentos turbulentos; que possamos ter nos especialistas de saúde o apoio abnegado e o suporte nas desventuras do desequilíbrio da alma. Há muito a ser compreendido e a ser dito sobre o psiquismo do homem. Que esse conjunto de ideias possa ser disseminado e acolhido gentilmente pelos hospitais psiquiátricos e pelos especialistas em saúde.

DOIS

TRANSTORNOS MENTAIS CONCEITOS BREVES

Neste capítulo, traremos um breve panorama sobre a visão científica dos transtornos mentais, em linguagem mais acessível, de modo a ser compreendido principalmente por leigos desejosos de conhecer mais a respeito do tema, sem prejuízo para os especialistas da área que queiram debruçar-se sobre esta obra. Antes, é oportuno conceituar o que seja a saúde mental.

De acordo com a Organização Mundial da Saúde (OMS), a saúde mental é um estado de bem-estar no qual o indivíduo é capaz de usar suas próprias habilidades, recuperar-se do estresse rotineiro, ser produtivo e contribuir com a sua comunidade. A saúde mental implica muito mais que a ausência de doenças mentais.[6] Esse conceito tem sido um norte para estudiosos e especialistas envolvidos com prevenção, percepção e tratamento das disfunções mentais.

Nossa abordagem transitará entre a Psiquiatria e a Psicologia Clínica, uma vez que o exercício de ambas se interliga com frequência para estudo e tratamento das

---

[6] MINISTÉRIO DA SAÚDE. **Saúde Mental no Trabalho** [...] Biblioteca Virtual em Saúde. Disponível em: https://bvsms.saude.gov.br/saude-mental-no-trabalho-e-tema-do-dia-mundial-da-saude-mental-2017-comemorado-em-10-de-outubro/#:~:text=De%20acordo%20com%20a%20Organiza%C3%A7%C3%A3o,a%20aus%C3%AA Acesso em: 26 dez. 2023.

questões que afetam a mente e as emoções, sem prejuízo do contributo de outras ciências.

Evitaremos, no entanto, aprofundar a descrição dos diversos conceitos e linhas de tratamento que ora são motivo de discussão e observação por centenas de polos de pesquisa espalhados mundo afora. Tais estudos buscam encontrar respostas que levem à cura para transtornos hoje considerados crônicos, ou seja, para toda a vida do paciente.

A própria classificação de quais sejam os transtornos mentais ou psíquicos, contudo, não é um consenso. As listas vão de menos de uma dezena a centenas de classes e subclasses. Vamos nos ater, portanto, aos mais conhecidos da população em geral, ao que usualmente é preconizado e utilizado no presente momento. O leitor que desejar aprofundar seu conhecimento sobre os aspectos científicos do tema encontrará literatura de referência no final do livro.

De uma maneira geral, os transtornos mentais são caracterizados por condições que alteram pensamentos, percepções, emoções e comportamentos das pessoas na direção oposta do que é considerado "normal" ou saudável. Essas condições causam sofrimento, desconforto, inadaptabilidade a pessoas e processos do cotidiano em graus que variam de caso a caso.

O Manual Diagnóstico e Estatístico de Transtornos Mentais – DSM-5,[7] da American Psychiatric Association,

---

[7] AMERICAN PSYCHIATRIC ASSOCIATION. **Manual diagnóstico e estatístico de transtornos mentais: DSM-5 /**. Maria Inês Corrêa Nascimento (Trad). Porto Alegre: Artmed, 2014.

tem como proposta servir de guia prático, funcional e flexível para organizar informações que podem auxiliar o diagnóstico preciso e o tratamento de transtornos mentais. Nesse manual, que orienta o trabalho de psiquiatras e psicólogos em todo o mundo, há uma lista detalhada dos transtornos mentais classificados em grupos com as respectivas descrições, características, variações, orientações técnicas e assim por diante.

Também nós, no decorrer destas páginas, o utilizaremos ao discorrermos sobre a psicogênese dos transtornos mentais. Apenas por praticidade, o citamos somente uma vez na nota de rodapé, porém todas as descrições científicas dos transtornos abordados têm por base esse documento. Literatura pertinente, elaborada por outros especialistas respalda, ainda, este trabalho.

Hoje, ainda não é possível uma descrição completa dos processos de adoecimento mental e emocional; portanto, os critérios diagnósticos atuais constituem a melhor descrição disponível de como os transtornos mentais se expressam. A ciência está em continua evolução do entendimento da funcionalidade da mente, e esta acompanha a elasticidade das mudanças da sociedade contemporânea. É, pois, inevitável que, nos anos vindouros, surjam novos sintomas que caracterizarão novos transtornos mentais.

Fato é que sempre houve interesse por parte de filósofos e cientistas em desvendar os mistérios da mente humana e procurar entender o comportamento e as emoções. A busca tem sido por possíveis fatores que justifiquem o seu funcionamento nos estados fisiológicos e patológicos, quer estejam ligados aos problemas internos (biológicos), quer aos externos (ambientais e psicossociais).

Os determinantes da saúde mental e dos transtornos mentais incluem não apenas **atributos individuais,** como a capacidade de administrar os pensamentos, as emoções, os comportamentos e as interações com os outros; mas também os **fatores sociais,** culturais, econômicos, políticos e ambientais, como as políticas nacionais, a proteção social, os padrões de vida, as condições de trabalho e o apoio comunitário ou ainda **fatores diferenciados** como estresse, genética, nutrição, infecções perinatais e exposição a perigos ambientais.

A carga dos transtornos mentais continua crescendo em todo o mundo, com impactos significativos sobre a saúde, acarretando consequências sociais e econômicas, e afetando direitos fundamentais do homem em termos globais.

No entanto, é importante enfatizar que existem diversos tratamentos eficazes para aliviar o sofrimento causado por esse quadro. É preciso que encontremos formas de levá-los ao maior número de pessoas possível. Aliar a proposta espiritual ao que já existe poderá abrir portas antes inacessíveis para o tratamento e possível cura. E por que não afirmamos categoricamente que haverá cura, e, sim, acenamos apenas com possibilidades?

Porque a cura de qualquer mazela está atrelada a vários fatores, que vão da genética à programação reencarnatória de cada pessoa e ao comportamento que apresente perante sua condição e perante os acontecimentos da vida. Para propiciar o entendimento sobre o tema, a partir das próximas páginas, refletiremos sobre a psicogênese de alguns dos transtornos mentais que mais assolam o planeta atualmente. Primeiramente, a visão psiquiátrica, e, em seguida, a espiritual.

E o que é psicogênese? É o estudo das causas psíquicas suscetíveis de explicar uma neurose ou psicose. No caso, a psicogênese espiritual vai mais a fundo, ao trazer as causas espirituais de cada transtorno, ampliando assim a compreensão sobre essas patologias que tanto sofrimento têm causado à humanidade.

As referências grafadas em títulos e subtítulos não significam que o texto tenha sido retirado delas, mas que apontamos obras nas quais o estudo daquele assunto poderá ser aprofundado. Nos próximos capítulos, abordaremos, um a um, os transtornos selecionados para figurarem neste livro. Outros virão em obras futuras.

TRÊS

TRANSTORNO DEPRESSIVO MAIOR

Psicogênese psiquiátrica

O Transtorno Depressivo Maior (TDM) é o que chamamos de Depressão. Suas características principais são o humor triste, vazio ou irritável, acompanhado de mudanças somáticas e cognitivas que afetam de modo significativo o desempenho da pessoa.

O TDM pode surgir pela primeira vez em qualquer faixa etária, mas a probabilidade de início aumenta sensivelmente com a puberdade. Seu curso é bem variável, de modo que alguns indivíduos raramente apresentam remissão (um período de dois meses ou mais sem sintomas ou apenas a presença de um a dois sintomas).

A pessoa acometida possui forte tendência ao choro, à irritabilidade, à inquietação, à ruminação obsessiva, à preocupação excessiva com a saúde física e às queixas de dor, como dor de cabeça e nas articulações. Esses sintomas muitas vezes podem ser confundidos com tristeza.

Outros sintomas mais severos são alteração do sono e do apetite, diminuição de energia, sentimentos de culpa, dificuldade para pensar, para se concentrar ou para tomar decisões, e planejamento e/ou tentativa de suicídio.

O humor, em um episódio depressivo maior, frequentemente, é descrito pela pessoa como deprimido, triste, desesperançado, desencorajado ou na "fossa". Em alguns casos, a tristeza pode ser negada de início ou descrita como uma sensação de "vazio"; pode haver tendência a responder a eventos com ataques de raiva ou culpar os outros por seu estado, assim como deixar aflorar sentimento exagerado de frustração por questões menores.

Atenção especial é dada à diferenciação da tristeza e do luto normais em relação a um episódio de Transtorno Depressivo Maior (TDM). O luto pode induzir a grande sofrimento, mas não necessariamente poderá levar a um quadro depressivo. Quando ocorrem em conjunto, os sintomas depressivos e a incapacidade de exercer suas atividades diárias tendem a ser mais graves. Já em crianças e adolescentes pode-se desenvolver o humor irritável ou rabugento, em vez de humor triste ou abatido.

Membros da família, amigos, colegas de trabalho e pessoas do convívio em comum tendem a perceber, primeiramente, a mudança de comportamento desencadeada pelos sintomas depressivos e que, em muitos casos, não são perceptíveis pelo indivíduo que os sente. A perda de interesse ou prazer quase sempre está presente, pelo menos em algum grau.

A pessoa pode relatar menor interesse por passatempos, ou desânimo em relação a qualquer atividade anteriormente considerada prazerosa. Por exemplo, uma criança que gostava de futebol encontra desculpas para não praticar o esporte. Em alguns casos, entretanto, o prejuízo pode ser muito leve, de forma que muitos daqueles que interagem com o indivíduo afetado não percebem os sintomas depressivos.

Contudo, o quadro pode se estender até a total incapacidade, de modo que a pessoa deprimida é incapaz de dar atenção às necessidades básicas de cuidado consigo mesma, com maior comprometimento físico e social.

Psicogênese espiritual

O Transtorno Depressivo é cada vez mais frequente em diversos lares do mundo. Existe muito mais gente depressiva do que as estatísticas apontam. É fator extremamente preocupante para o Mundo Espiritual.

Enquanto a ansiedade pode ser classificada como excesso de futuro, a depressão pode ser vista como excesso de passado. E, não raro, processos ansiosos antecedem os depressivos.

As frustrações de expectativas criadas e não concretizadas tendem a gerar processos de dores profundas: a falência do sonho de um relacionamento afetivo; a perda de um cargo no ambiente profissional; a perda de um ente querido; a falência de um negócio; a descoberta de uma doença terminal; a traição em um processo de amizade. Numerosos podem ser os casos que venham a desencadear a depressão na vida de um indivíduo.

Quando o ser se aproxima da condição de um TDM torna-se desleixado em relação às suas roupas, à aparência, aos cuidados com o corpo físico. Em certas situações, permanece desinteressado até de suas questões materiais, como finanças, trabalho, estudos, e assim por diante. Uma tristeza profunda toma conta do ser, e ele não consegue administrá-la, apenas consegue sofrer.

Surge aí a oportunidade para que ideias suicidas venham à tona. O indivíduo não deseja apenas acabar com a sua vida, mas com a dor dilacerante que tomou conta dos recônditos da sua alma. Trata-se de uma tentativa precipitada de resolver o problema por meio do suicídio, que, se consumado, pode acarretar-lhe problemas inimagináveis.

Algo que precisa ser elucidado é que há uma visão equivocada entre as pessoas sobre os aspectos emocionais. Alguns julgam que sentir tristeza é depressão e isso não é uma verdade absoluta. Todos na vida podem sentir tristeza. É uma emoção como qualquer outra que o ser humano sente diante de alguma frustração.

A diferença é quando a tristeza não é uma emoção transitória e, sim, permanente nos mais diversos campos da vida. Se ela permanece e não é percebida e bem gerida, é possível que seja instalado um processo depressivo sem precedentes. Precisamos abandonar as certezas absolutas e tratar as questões de forma séria e consistentes.

Essa é uma das razões que tornam fundamental o autoconhecimento nesses tempos de transição planetária em que as emoções afloram, borbulham do interior para a superfície do ser, muitas vezes sem nenhuma autodisciplina.

Cada vez mais os cientistas e especialistas da neurociência avançam para confirmar que o sentimento de culpa está correlacionado aos aspectos produzidos pela depressão. Culpar-se pelos erros cometidos ainda é uma disfunção emocional que precisamos reinterpretar. Viver nesse local desconfortável da culpa apenas gera aflição e desesperança.

Não podemos voltar atrás e refazer momentos, mas podemos consertar nossos erros e avançar no campo da alteração comportamental para que isso seja alcançado. A culpa se instala porque ainda não houve o movimento da alma para que essa condição seja atenuada. À medida que se busca a reparação dos erros, para transformá-los em lições de vida, podemos caminhar de forma mais segura em nossa trajetória existencial.

Estamos vivendo uma experiência espiritual no corpo físico com o intuito de acumular valores imortais para a alma, então, não deveríamos nos demorar tanto nos erros.

Podemos creditar tal atitude à poluição mental que nos faz enxergar Deus por trás de uma névoa de vingança, de tirania – um Deus vingativo que nos maltrata e pune por nossas imperfeições. Até porque, as pessoas fazem isso umas com as outras o tempo todo. Julgam-se, apontam-se e decretam punições há milênios, gerando toda a gama de dores que atinge a raça humana.

O Espiritismo traz em seu bojo a compreensão da figura do Deus de amor e não punitivo. A punição é do ser para si próprio, ao reconhecer alguma falha. É um alerta para recomeçar, para se redimir, para se depurar de reencarnação em reencarnação.

Kardec, na questão 1.009 de *O Livro dos Espíritos*, ao indagar o que é o castigo, recebe como resposta: *O castigo é a consequência natural de um mau passo.*

Ou seja, Deus não pune, pura e simplesmente. O espírito, consciente de suas falhas, quer esteja arrependido delas, quer esteja recalcitrante em corrigi-las, sofre as consequências naturais de seus atos.

Em todo o tempo, conta com a amorosa assistência espiritual para corrigir sua rota, encontrar caminhos mais felizes, quase sempre com base no seu livre-arbítrio, a não ser em raros casos compulsórios, como os relatos que vemos em abundância na literatura espírita. Ainda assim, essa providência aparentemente cruel é manifestação da Misericórdia Divina com um espírito momentaneamente incapaz de decidir por si.

Kardec nos traz esse assunto em várias ocasiões; contudo, para ampliar o conhecimento sobre os casos compulsórios de reencarnação, recomendamos a leitura das questões 262 e 337 de *O Livro dos Espíritos* e as páginas 92-93 e 231 da *Revista Espírita 1863*.

A profilaxia espírita, pois, é redentora. Ela liberta consciências para que possam olhar para si com mais generosidade, da mesma forma como Jesus olhou para a mulher adúltera. O olhar de amorosidade para conosco será o olhar que teremos para os outros ao nosso redor.

A paisagem mental punitiva, portanto, precisa ser ressignificada para uma percepção mais acolhedora e fraterna diante de nossos fracassos. Fracassar não é uma derrota. Poderá ser, caso não assumamos nossos erros e não busquemos adotar novas posturas em nossas vidas. Dessas, perdoar e, principalmente, nos perdoar são bálsamos preciosos a restaurar o equilíbrio emocional.

Quantas pessoas ainda vivem assoladas por uma tristeza profunda porque ainda não conseguiram perceber os benefícios que o perdão pode lhes trazer? Quantos indivíduos por toda parte ainda estão emaranhados em teias de remorsos por atos equivocados? Quantos abrigam nos corações a chama do ódio, da mágoa, do ressentimento contra Deus, contra os outros, contra si próprios, a consumir-lhes a existência? Diante de tal cenário, que soluções se apresentam? São várias, cada uma num campo da vida.

Comecemos pela resposta emocional à culpa, à tristeza, que é compreender o que fizemos e buscar a reparação. E enquanto não encontramos ombros amigos para nos apoiar no combate aos nossos fracassos, sugerimos buscar esse apoio no ambiente psicoterápico. Ali, podemos contar com a presença de um terapeuta que nos escute de forma gentil e nos encoraje a seguir caminhos mais felizes e maduros.

E aqui vai uma orientação, se o leitor nos permite: o terapeuta não nos impõe o caminho que julgue melhor; ele nos dá direções e apoio para que façamos nossa própria escolha de acordo com o que desejamos aperfeiçoar em nós.

Algo fundamental nesse processo em busca de soluções é alterar o estilo de vida. É por isso que estamos na Terra, para aprimorar nossos comportamentos. Se não fossem as doenças e patologias mentais que estamos experimentando, quem sabe tenderíamos a viver em nossas zonas de conforto que nada nos acrescentariam.

O corpo físico é o templo do espírito imortal. É consenso que dedicar algum tempo do dia para cuidar da máquina que gera a vida traz benefícios ao organismo, especialmente para a saúde cardiovascular, para o aumento da força física, para a qualidade do sono e para o combate ao sedentarismo. Mas o que pouca gente sabe é que esse hábito é importante também para a conquista da saúde mental[8], ao liberar neurotransmissores associados ao melhor funcionamento do sistema nervoso central. Isso gera autoestima e autoeficácia.

Corpo mente e espírito são partes de um sistema único; a ausência de atividades físicas pode, portanto, adoecer o espírito. Entre o corpo e o espírito há uma espécie de laço que os une, conhecido como perispírito.

Uma das formas de que se utilizam os espíritos nos processos de cura ou reequilíbrio é o passe recebido com o auxílio dos médiuns.

Recorrer ao passe espiritual é de grande valia para harmonizar as fontes de energia do organismo. Esse procedimento influencia grandemente o perispírito, trazendo bem-estar e renovando as energias psíquicas dos indivíduos.

O ser é integral. E a solução das doenças mentais também deve ser e passa pelas soluções que dermos aos mais

---

[8] RIBEIRO, Maiara. **Como os exercícios físicos ajudam na saúde mental**? In DRÁUZIO. Disponível em: https://drauziovarella.uol.com.br/psiquiatria/como-os-exercicios-fisicos-ajudam-na-saude-mental/ Acesso em: 27 dez 2023.

diversos problemas reais e imaginários com os quais lidamos em nossas vidas.

As relações sociais são um exemplo disso. Quantos vínculos altamente tóxicos influenciam em nossa alegria de viver, em nosso bem-estar espiritual, emocional e físico? Algumas vezes, e em busca da sanidade mental, precisamos cortar laços tóxicos que promovem doenças emocionais bastante graves. Evitar convivências nocivas significa se resguardar do que o outro não quer se tratar.

Talvez nossa programação reencarnatória possa contemplar a tarefa de acompanhar, orientar, apoiar alguém, seja no lar, no círculo de amizades ou outros dos quais participemos. Acontece que só podemos auxiliar alguém a se aperfeiçoar se essa pessoa estiver comprometida com seu crescimento e, principalmente, se desejar a nossa participação nesse processo, se estiver disposta a nos ouvir, a acreditar no bem que queremos lhe oferecer.

Então, não é saudável sentir culpa por determinados afastamentos, os quais são necessários para que possamos promover o nosso bem-estar psíquico. Jesus nos aconselhou: *Eis que vos envio como ovelhas em meio a lobos, portanto sejam astutos como as serpentes e sem malícia como as pombas.*(Mt. 10:16). Algumas traduções trazem *sede prudentes como as serpentes e mansos como as pombas.*

O que Ele queria nos dizer com isso, ao trazermos para a questão dos relacionamentos tóxicos ou da convivência com pessoas portadoras de transtornos mentais?

Que sejamos amorosos, porém atentos. Que tenhamos discernimento ao analisar qualquer atitude do outro; vigilantes em relação às nossas palavras e às nossas ações, para que não sejamos vítimas de embaraços e contradições e não caiamos em situações por vezes desastrosas.

E se eu cortar relações com uma pessoa precisarei programar nova reencarnação com ela em outro momento? Essa é uma incógnita que cabe à Espiritualidade responder, pois há variáveis, cada caso é um caso. O certo é que ninguém evolui sozinho e que em algum momento de nossa trajetória evolutiva vamos encontrar aquela pessoa para aprimorarmos o que deixamos estagnado na presente vida.

Também não nos é dado saber agora qual será o nosso grau de relacionamento; se seremos marido e mulher, irmãos, amigos, pai e filho, primos próximos ou distantes, parceiros comerciais, de trabalho, de prática esportiva... Enfim, a gama de possibilidades é infinita, e não é útil na presente encarnação nos ocuparmos desse particular.

O que podemos fazer é cuidar do nosso crescimento espiritual e procurar auxiliar as pessoas de outras formas, sem imposição de nada. Se ainda estamos no hospital chamado planeta Terra, o melhor a fazer é cuidar de nossa paisagem mental e permitir que o outro faça suas próprias escolhas. Isso não é egoísmo, é seguir nosso caminho perante as dificuldades que nos visitam. Viver em guerra quando o outro não quer se modificar não é saudável para nenhum dos lados.

Precisamos aprender a diferenciar o auxílio ao próximo, a caridade genuína, do prejuízo que sofremos quando cedemos nosso tempo e nossos recursos, espirituais ou materiais, a alguém que deseja nos prejudicar, por vezes, de forma aparentemente inconsciente. A pessoa está tão mergulhada em seus desatinos que não percebe o grau de destruição que provoca em si e nos outros.

Quando alguém está nesse processo, não percebe que precisa de ajuda, e nos afastarmos é a melhor solução, por mais cruel que isso possa nos parecer e até nos leve a julgar que estamos faltando com a caridade. Ao contrário, estamos exercendo a caridade de respeitar o livre-arbítrio do outro, de aceitá-lo como deseja ser naquele momento. Precisamos conceder-lhe a caridade do tempo para reconhecer seus equívocos, decidir-se por corrigir a própria rota. Isso pode acontecer na presente existência? Sim. Pode perdurar por outras existências? Sim.

O que nos cabe, portanto, é fazer a nossa parte, e esta passa pela maior conquista que podemos almejar: domar as nossas próprias emoções para que um dia possamos ser ferramentas de auxílio genuíno na vida do outro.

QUATRO

TRANSTORNO DE ANSIEDADE GENERALIZADA

Psicogênese psiquiátrica

O Transtorno de Ansiedade Generalizada (TAG) é caracterizado por ansiedade e preocupação excessivas relacionadas a diversos eventos, circunstâncias e/ou situações da vida diária. A ansiedade não é facilmente controlada, causando sofrimento, prejuízos ou incapacitações importantes na vida do indivíduo. O excesso de preocupação pode ser acompanhado por inquietude, dificuldades de concentração, lapsos de memória ("brancos"), alterações do sono, fadiga, irritabilidade e tensão muscular, além de outros sintomas somáticos (por exemplo, sudorese, náusea, diarreia) e uma resposta de sobressalto exagerada, podendo chegar ao aumento dos batimentos cardíacos, falta de ar e tonturas.

A duração dos sintomas pode ser contínua e em longo prazo ou intermitente (alguns episódios intercalados com períodos sem sintomas). A média de idade para início dos sintomas é de 30 anos, e a doença tende a ser duas vezes mais prevalente em mulheres que em homens. A manifestação clínica do Transtorno de Ansiedade Generalizada é relativamente consistente ao longo da vida.

A diferença entre as faixas etárias está no conteúdo da preocupação do indivíduo. Crianças e adolescentes tendem a se preocupar mais com a escola e o desempenho esportivo, enquanto adultos mais velhos relatam maior preocupação com o bem-estar da família ou da sua própria saúde física. Assim, o conteúdo da preocupação de um indivíduo tende a ser adequado à idade. É comum os adultos mais jovens experimentarem maior gravidade dos sintomas do que os adultos mais velhos.

É válido lembrar que a ansiedade é uma emoção normal em circunstâncias de ameaça. Por isso, acredita-se que faça parte da reação evolutiva de "luta ou fuga" para a sobrevivência. Enquanto pode ser normal ou até mesmo adaptativo ficar ansioso ao ser atacado por um leão (ou algo equivalente), existem muitos casos em que a ansiedade não é adaptativa e constitui um transtorno psiquiátrico, conforme descrito anteriormente. É de extrema importância procurar ajuda profissional especializada.

Psicogênese espiritual

A ansiedade é um movimento natural das emoções. Não devemos ignorá-la e sim tentar entendê-la a ponto de compreendermos sua importância para realizarmos as atividades durante o curso de nossa existência. É por meio da ansiedade que conseguimos elaborar projeções sobre o futuro e, com base no presente, programar ações assertivas para que os objetivos sejam alcançados.

A ansiedade sempre existiu entre os seres humanos e a sua disfunção, ou seja, quando ela se torna desproporcional, também sempre existiu. A grande diferença é que hoje temos posse de mais informações sobre as questões de saúde mental e conseguimos diagnosticar as pessoas para que possam ser tratadas de forma adequada.

Algumas questões vêm tornando a ansiedade um processo disfuncional na vida das pessoas. Podemos apontar que o imediatismo é um problema de grandes proporções. A maior parte das pessoas do mundo não possui tempo para relaxar, viajar ou até para brincar com seus filhos. Isso se configura algo demasiadamente tóxico na existência humana e tornou-se paradoxal: nunca se viveu tanto por conta do aumento da expectativa de vida e nunca se teve tão pouco tempo.

O advento da tecnologia pode estar no cerne dessa condição, pois, apenas com um clique, podemos fazer coisas incríveis. Contudo, não conseguimos emagrecer com um clique, construir um relacionamento, passar em uma prova de concurso público, e qualquer outro desafio que a vida possa nos apresentar.

Os desafios requerem do ser humano tempo, esforço e trabalho. O suor da entrega diária na manufatura de nossos afazeres, dizem muito sobre nós. Reconhecer que esses movimentos da vida não são realizados de forma imediata ainda é e será um grande desafio para a humanidade por décadas. Outro fator que nos chama a atenção e gera a ansiedade patológica, ou seja, aquela que adoece as pessoas é o medo de errar.

A vida é um pleno processo de aprendizagem, não existe nem começo nem fim. Estaremos perenemente construindo conhecimentos e experiências. E muitas vezes, para alcançarmos essas metas, iremos lidar com fracassos, romper com amizades, desfazer relacionamentos familiares.

Não gostamos muito da ideia de dizer para as pessoas que tudo vai dar certo. Isso é um clichê altamente tóxico, pois a vida não é uma história em quadrinhos e, sim, construída por indivíduos que possuem qualidades e fraquezas. Consequentemente, algo pode dar errado. Nem sempre acertaremos. Nem sempre vamos dizer aquilo que queríamos da forma mais assertiva possível. E nesse cenário existe a competição do perfeccionismo, uma verdadeira utopia emocional, postada com louvor nas redes sociais e aplaudida em praça pública.

Na tentativa de ser perfeito, não aceitamos quem somos, e lutamos, não para ganhar experiências edificantes para nosso espírito imortal, mas, sim, para não errarmos e não passarmos vexames perante os outros. Isso causa bastante ansiedade, gera emoções conturbadas por toda parte.

É muito difícil viver com a máscara da imperfeição porque abdicamos do tão necessário presente e vivemos conectados com o futuro que ainda não alcançamos. Desconectar-se com o presente e criar vínculos com o futuro pode gerar um processo de adoecimento sem precedentes.

Colocar a mão no volante da vida significa estar vinculado ao presente. Precisamos viver a realidade como ela é, nem menos, nem mais. Estar envolvido com essa realidade significa drenar as energias que vivem no futuro e derramá-las em ações do presente. O futuro será uma referência daquilo que queremos alcançar, e o presente serão as ações que iremos concretizar com o intuito de que o projetado seja consumado.

Nesse perlustrar de nossas caminhadas, estamos carentes de aprender que não controlamos pessoas e circunstâncias. É um movimento estéril e improdutivo. Apenas provoca revolta e indignação. Estar no presente também significa saber que temos uma faixa de atuação e existem limites. Nem sempre conseguiremos fazer com que nossos filhos sigam por caminhos felizes, pois não temos controle sobre isso. É natural, por exemplo, sofrer ao vermos nossos filhos perdidos pelo consumo de drogas. Mas é o livre-arbítrio agindo, quer queiramos ou não, quer tenhamos feito o melhor que podíamos. Cada espírito talha seu próprio caminho.

O objetivo dessa obra não é negar a legitimidade do sofrimento e sim trazer à lume que nem sempre vamos controlar essas circunstâncias e precisaremos de uma rede psicológica de apoio, para que possamos lidar de maneira mais produtiva e serena com a presença dos desafios da vida.

Torna-se demasiadamente duro quando um dos parceiros, em um casal, comete equívocos quanto à fidelidade, seja conjugal, financeira, ou simplesmente moral. A aceitação desse processo é importante. Compreender que as pessoas têm o poder sobre suas escolhas é primordial para que deixemos que elas sigam as decisões pelas quais optaram.

Não são situações simples, pelo contrário, são delicadas. Os processos de ansiedade podem vir à tona quando guardamos ressentimentos por escolhas que não são nossas. Sim, é necessário um pouco de frieza e razão para elaborar esse pensamento; contudo, percebemos que não vale a pena vivermos adoecidos pelas decisões que não nos competem. Somos o produto de nossas decisões. Estejamos cônscios[9] de que podemos superar nossas dificuldades e saborear o frescor da vida.

Os desafios da fragilidade nos levam aos da coragem. Que possamos apreciar a vida como ela é, em toda a sua ambivalência. Nós podemos. Somos autorizados por Deus a buscar novas possibilidades nos caminhos que Ele nos propiciou.

---
9 Que procede com consciência. Que tem noção clara.

CINCO

TRANSTORNO AFETIVO BIPOLAR

Psicogênese psiquiátrica

O Transtorno Afetivo Bipolar (TAB) é um transtorno psiquiátrico complexo, o qual consiste em episódios de mania e depressão, separados por períodos de humor normal. A causa exata do TAB não é conhecida, mas acredita-se que seja influenciado por uma combinação de fatores como genética, ambiente, estrutura e química do cérebro.

É uma doença recorrente, crônica e grave. Apresenta várias comorbidades e aumenta o risco de suicídio. É também extremamente prejudicial ao desenvolvimento social e profissional dos pacientes.

De acordo com a Organização Mundial de Saúde, é a sexta causa de incapacidade e a terceira entre as doenças mentais, após a depressão e a esquizofrenia, e afeta cerca de 60 milhões de pessoas em todo o mundo.

Os episódios de mania incluem sintomas como euforia, humor elevado ou irritado, excesso de atividade, pressão de fala, autoestima inflada e uma menor atividade de sono. Já os episódios depressivos são caracterizados por falta de energia e motivação, além de perda de interesse nas atividades do dia a dia. Os episódios de alteração de humor podem durar dias ou meses e também estar associados a pensamentos suicidas.

Os transtornos do humor costumam ser denominados também de transtornos afetivos, isso porque o afeto é a expressão externa do humor, uma emoção vivenciada por "dentro". A depressão e a mania são frequentemente vistas como extremos opostos de um espectro afetivo ou do humor.

Classicamente, a depressão e a mania são polos opostos, o que leva ao termo depressão unipolar (pacientes que só apresentam o polo para baixo, depressivo) e bipolar (paciente que, em diferentes momentos, apresenta o polo para cima – maníaco; ou o polo para baixo – depressivo). A mania e a depressão podem até mesmo ocorrer simultaneamente, um estado que podemos denominar de humor misto.

De acordo com o DSM-5, existem mais de um tipo de transtornos bipolares, sendo principais os dois descritos a seguir:

Transtorno Bipolar Tipo I

O portador do distúrbio Tipo I apresenta períodos de mania, que duram no mínimo sete dias, e fases de humor deprimido, que se estendem de duas semanas a vários meses. Tanto na mania quanto na depressão, os sintomas são intensos e provocam profundas mudanças comportamentais que podem comprometer não só os relacionamentos familiares, afetivos e sociais, como também o desempenho profissional, a posição econômica e a segurança do paciente e das pessoas que com ele convivem. O quadro pode ser grave a ponto de exigir internação hospitalar por causa do risco aumentado de suicídios e da incidência de complicações psiquiátricas.

Transtorno Bipolar Tipo II

Há uma alternância entre os episódios de depressão e os de hipomania (estado mais leve de euforia, excitação, otimismo e, às vezes, de agressividade), sem prejuízo maior para o comportamento e as atividades do portador.

O aspecto fundamental para o controle de seus sintomas está na prevenção de novos episódios afetivos. Para isso devem ser utilizadas medicações específicas e seu uso regular é fundamental para o sucesso do tratamento. Os estudos sugerem que a psicoterapia deve ser usada em associação com o tratamento farmacológico, pois, associados, promovem a diminuição na frequência e na duração dos episódios de humor e o aumento da adesão à medicação.

Psicogênese espiritual

A gênese do Transtorno Bipolar é de outras existências. O espírito traz em sua consciência demasiado desequilíbrio que se manifesta nesse tipo de distúrbio. Por algum tempo, a perturbação reside no perispírito, a sede das emoções. Nem sempre a cura pode ser integral nesse tipo de processo, porque a desordem mental é oriunda de uma profunda culpa sediada no perispírito e, portanto, o assola profundamente.

Quando o jovem atinge seus 14 anos, grande parte de existências anteriores vem à tona. Se houver essa predisposição, esse processo pode culminar em desorganização mental. Fatores hereditários também contribuem para a probabilidade de manifestação do Transtorno Bipolar. Contudo, o ambiente social em que convive pode agravar ou atenuar o que seria inevitável.

Por vezes surge em pessoas aparentemente normais até certa idade, no entanto, na maioria dos casos de bipolaridade, já existia a predisposição para essa patologia mental acontecer. Há grande probabilidade também quando a criança vivencia traumas como abandono, separação dos pais, abusos físicos, verbais e sexuais. São dramas que acompanham a criatura durante toda a vida, podendo deixá-la mais confusa e perturbada.

Essa patologia pode manifestar em quadros maníacos, em que o indivíduo age por impulso oriundo das entranhas do espírito imortal, permitindo que aflore tensões perispirituais no campo das emoções que não foram tratadas no pretérito, ou seja, em vidas passadas.

O inconsciente amargurado por seus delitos provoca essas manifestações psíquicas, que têm por objetivo ser uma válvula de escape no processo de esquecimento daquilo que foi feito e também servir de fuga do que precisa ser realizado para redimir o espírito de suas culpas ou sentimentos de remorso.

Saber que não está no caminho correto provoca nefasto desequilíbrio de humor, trazendo prejuízo nas relações com as pessoas ao seu redor e a si mesmo. Esse humor desequilibrado é a manifestação psíquica da resistência em não cumprir os propósitos reencarnatórios e, então, o transtorno afetivo bipolar é agravado.

SEIS
TRANSTORNO DE PERSONALIDADE NARCISISTA

Psicogênese psiquiátrica

Geralmente é uma patologia que acomete mais homens do que mulheres, numa proporção de 50 a 75%. A vulnerabilidade na autoestima torna os indivíduos com o Transtorno da Personalidade Narcisista muito sensíveis a "feridas" resultantes de crítica ou derrota. Embora possam não evidenciar isso de forma direta, a crítica pode assustá-los, deixando neles sentimento de humilhação, degradação, vácuo e vazio.

O narcisista pode reagir com desdém ou com ataque desafiador; ou assumir uma aparência de humildade para mascarar e proteger o sentimento de grandiosidade, o que por vezes leva a um retraimento social.

Os relacionamentos interpessoais costumam ser afetados por causa de problemas resultantes da crença no merecimento de privilégios, da necessidade de admiração e da desconsideração em relação à sensibilidade dos outros.

Embora ambição e confiança desmedidas possam levar a grandes conquistas, estas são comprometidas pela intolerância a críticas e/ou pelas derrotas. Assim, o desempenho no trabalho às vezes pode ser muito baixo, refletindo a falta de disposição de se arriscar em situações competitivas ou em que há possibilidade de derrota.

Sentimentos persistentes de vergonha ou humilhação e autocrítica podem estar associados a retraimento social, humor deprimido e Transtorno Depressivo Persistente (Distimia) ou Transtorno Depressivo Maior. Períodos de grandiosidade, por sua vez, podem estar associados a humor hipomaníaco.

Traços narcisistas podem ser particularmente comuns em adolescentes e, não necessariamente, indicam que a pessoa vai desenvolver o Transtorno da Personalidade Narcisista. Indivíduos com esse transtorno podem ter dificuldades especiais de adaptação ao surgimento de limitações físicas e especialmente inerentes ao processo de envelhecimento.

Psicogênese espiritual

O Transtorno de Personalidade Narcisista abarca grande número de pessoas no mundo e a maior parte delas não sabe que o apresenta. Aqueles que convivem com o indivíduo portador desse distúrbio emocional também não compreendem o que está acontecendo.

A questão espiritual envolvida nesse transtorno também é oriunda do pretérito. O espírito sente enorme culpa por seus erros, mas quando reencarna não os admite. Adota uma postura orgulhosa que gera determinados comportamentos que travam o seu processo de evolução espiritual e dos que o cercam.

O espírito não admite suas mazelas e promove um mecanismo de defesa composto por vários comportamentos que precisamos compreender para ter uma visão mais precisa sobre a gênese espiritual dessa patologia.

O mecanismo de defesa faz com que o ser assuma um comportamento primitivo de lutar ou fugir. No caso do narcisismo, para que a sua dor não seja exposta a todos, o indivíduo busca o escape dos aplausos. O narcisista tem interesse de se apresentar com uma *persona* diferente da que possui, para atrair o afeto de todos que o cercam. Ser o centro das atenções e publicamente ser festejado pelas pessoas torna a sua ferida emocional menos dolorosa, ainda que seja uma ilusão. Ele deseja ter voltado para si os holofotes de suas relações afetivas.

Quando o ser assume aspectos de perversidade, o transtorno narcisista pode agravar-se. Nesse ponto, além das palmas de reverência, o indivíduo tem a necessidade imatura de diminuir as pessoas ao seu redor para se encontrar em uma posição confortável, de modo que a sua fragilidade emocional não seja percebida. Esse processo machuca tanto a pessoa quanto aqueles com quem convive, trazendo grandes traumas.

Além da perversidade, o orgulho é acentuado. Jamais admite que esteja errado e, por sua grande capacidade de persuasão, quando erra, consegue reverter o quadro para que o outro sinta culpa de seus erros.

Apenas o tempo e a roda das reencarnações podem despertar no ser a capacidade de alterar seu roteiro, buscando a humildade de ser quem é, e, principalmente, a compreensão de que a fragilidade não é uma característica de alguém fraco. Os seres humanos não são equações exatas e alguns precisam até de milênios para o despertar espiritual.

SETE

TRANSTORNO DE PERSONALIDADE *BORDERLINE*

Psicogênese psiquiátrica

Foi no ano de 1938 que o termo *Borderline* foi publicado pela primeira vez pelo psicanalista Adolph Stern; ele acreditava, na época, que o conceito se adequasse a pacientes que apresentam tanto características neuróticas quanto psicóticas, ficando, portanto, a meio caminho entre um e outro.

Atualmente, acredita-se que os prejuízos no funcionamento da personalidade no Transtorno da Personalidade *Borderline* (TPB) seriam caracterizados por uma instabilidade na autoimagem, nos objetivos individuais, nos relacionamentos interpessoais e nos afetos.

Os traços patológicos incluem instabilidade emocional, ansiedade de separação, depressão, impulsividade e exposição a riscos ou hostilidade. Essas dificuldades podem resultar em incapacidade de manter limites apropriados nas relações, comportamentos autolesivos, ideação suicida que, muitas vezes, passa para tentativas concretas.

Relacionamentos instáveis, hipersensibilidade à rejeição e medo de abandono estão altamente associados ao TPB e podem gerar expectativas irrealizáveis em relação a outras pessoas, como amigos, parceiros, médicos e terapeutas.

Quando o relacionamento, inevitavelmente, os decepciona ou quando a rejeição é percebida, há forte instabilidade emocional. Até os relacionamentos considerados estáveis tendem a ser menos satisfatórios, mais hostis, com vínculo inseguro e marcados por comunicações passivas e agressivas.

Existem algumas evidências de uma correlação importante entre o TPB e os traumas infantis repetidos, incluindo abuso sexual (principalmente incestuoso), abuso físico e/ou emocional, negligência e violência doméstica grave.

Também podem contribuir para o quadro fatores ambientais, como eventos estressantes (principalmente escolares), e eventos familiares crônicos, como conflitos conjugais e psicopatologia parental.

Psicogênese espiritual

Do ponto de vista espiritual, os portadores de Transtorno de Personalidade *Borderline* são espíritos que já trazem em sua consciência resquícios perispirituais de emoções conflitantes por causa do passado. O fator da culpa é determinante para que odeiem a si próprios a ponto de não desejarem assumir quem são perante as pessoas ao redor. Apresentam, nesta e em outras vidas, tendência de manifestarem comportamento de não aceitação dos acontecimentos como eles são e de agirem com agressividade diante das intempéries que surgem na vida.

Uma forte tendência de querer controlar pessoas e circunstâncias, gestos autoritários e as suas emoções causam grande turbulência. Nos escaninhos da alma, trazem, de vidas passadas, um grande desequilíbrio psíquico por conta dos processos de ira que tendem a influenciar a construção de uma personalidade agressiva, manipuladora, com raiva desproporcional nos processos comportamentais da atual existência.

Existem algumas causas bastante consistentes para que esse comportamento aconteça na vida do ser humano. Vejamos: em regra, são pessoas que se sentem rejeitadas pelas outras e, quando essa circunstância acontece, não conseguem conter suas emoções. Essa rejeição pode ocorrer por diversos fatores na vida de uma pessoa e os mais agravantes são abusos físicos e emocionais na fase infantil. Ainda com as emoções despreparadas para esses acontecimentos o ser acaba por levar para a vida adulta as feridas emocionais que o abalam constantemente.

Podemos dizer que são adultos despedaçados, que não gostam de si mesmos e não se aceitam como são. Não se sentem inteiros e, por esse motivo, vigora em seu agir a dependência emocional nos relacionamentos de amizade, familiares e afetivos. Buscam se entregar ao máximo e de forma bastante intensa para serem aceitos e assumem papéis na vida que não condizem com sua verdadeira personalidade.

Em geral, como se odeiam, preferem gerar uma versão de si mesmos que não existe para poderem se socializar; contudo, essa confusão mental pode custar caro e as consequências são graves. Essas confusões mentais provocam mecanismos de defesa que são manifestados pela raiva. Por se sentirem incompreendidos, atuam no campo da agressividade física ou psicológica para se defenderem de seus processos de fragilidade emocional.

Em alguns casos, em face de processos reencarnatórios, almas que precisam se reajustar renascem no mesmo seio familiar. Em determinadas fases da vida, alguns gatilhos emocionais podem ser acionados nessa convivência e trazer à tona, de forma inconsciente, determinados dramas que ocorreram no passado.

Isso pode provocar alta agressividade e até despertar um processo de vingança de um familiar contra o outro. E, com o passar do tempo, essa agressividade pode tornar-se um hábito na existência do ser, que a manifesta em outros círculos da vida, como profissional, financeiro, pessoal, dentre outros. Essas manifestações também podem ser potencializadas por processos obsessivos, tornando o indivíduo ainda mais irado na convivência com as pessoas ao seu redor.

Em geral, essa característica pode vir à lume quando o indivíduo se aproxima dos 14 anos e sua bagagem completa do passado retorna com toda pujança. As crises nervosas iniciam-se, e a personalidade com aspectos de fúria e descontentamento começa a tomar forma. É bastante comum no planeta esse processo de não perdão pelos fatos cometidos no passado.

E aqui vai um momento de reflexão: embora a Doutrina Espírita descortine um Deus amoroso e que oferta oportunidades de crescimento espiritual pelo aprendizado, ainda estamos engatinhando no processo de nos sentirmos amados por Ele. Esse é um processo longo, sofrido durante séculos de imposição de conceitos errôneos sobre o que é o Amor Divino, e que precisa ser reconstruído. Quem nos orienta nesse sentido é Jesus (Mt. 22:37-39) ao dizer:

Ame o Senhor teu Deus de todo o teu coração, de toda a tua alma e de todo o teu entendimento. Este é o primeiro e maior mandamento. E o segundo é semelhante a ele: ame a teu próximo como a ti mesmo.

O amor a Deus passa pelo amor ao próximo, que passa pelo amor a nós próprios. Não posso amar alguém diferente do que me amo, nem mais, nem menos. Não posso dizer que amo a Deus, se não amo ao próximo e se esse amor não for igual ao que tenho por mim.

Por séculos, aprendemos a amar ao próximo, entendendo que para isso era preciso doar-se, renunciar incondicionalmente a nós. Essa ideia equivocada está na raiz de muitas mazelas que atingem a humanidade em seu campo social, moral, emocional, com graves consequências para o funcionamento do planeta como um todo.

O Transtorno de Personalidade *Borderline* é uma das faces mais visíveis desse amor equivocado. Para amenizar esse sofrimento, é necessário que o indivíduo busque auxílio psiquiátrico e terapêutico. A Psiquiatria traz algumas medicações que vão agir sobre a impulsividade da pessoa diante das circunstâncias que são apresentadas.

Contudo, o fator mais importante é a renovação de ideias. A primeira é desconstruir a culpa que sente, oriunda do pretérito, por conta da percepção de um Deus antropomórfico que acusa e pune pessoas.

Nesse desafio é relevante buscar o processo de autoamor. Olhar com mais generosidade os seus comportamentos e ter compaixão consigo. Quando a pessoa se ama e tem posse de si, consegue manejar a raiva e ressignificar perspectivas em sua vida.

Outro passo seria buscar, por meio do perdão, acolher a sua criança ferida do passado. Abrigá-la com carinho no seio da alma e não buscar culpados por possíveis abusos físicos e emocionais experimentados. Restaurar essas cicatrizes é também um processo longo, porém fundamental para restabelecer a paz dentro de si.

Para que a paz assuma o lugar da raiva, é preciso criar novas memórias afetivas de alegria, perdoando seu passado, fechando ciclos que machucam e construindo novos momentos felizes em sua trajetória.

Não menos importante é compreender que todos têm raiva. Precisamos aceitá-la como um traço ainda inerente aos nossos espíritos em evolução e abrigar com gentileza essa emoção. E o que seria isso? Gentileza e raiva são antagônicas.

É não agir de forma impulsiva quando se sentir rejeitado, provocado ou injustiçado. É meditar profundamente sobre o acontecimento, suas causas e suas consequências. Isso requer tempo e treinamento de novas habilidades sociais. Administrar a raiva não é um processo que acontecerá rapidamente, entretanto, quanto mais cedo tomamos a decisão de iniciá-lo, melhores serão os resultados.

Ao olhar para dentro de si com mais respeito e harmonia, o ser consegue ter novas luzes para sua caminhada. É preciso autoconhecimento e boa vontade do espírito para que novos comportamentos sejam desenvolvidos. Ao dominar a raiva, o ser não será mais escravo dos momentos passionais e impulsivos, os quais serão substituídos por competências emocionais que o habilitam ao convívio salutar com as pessoas ao seu redor.

OITO

TRANSTORNO DE PÂNICO

Psicogênese psiquiátrica

O Transtorno de Pânico (TP) é caracterizado pela presença de ataques de pânico que ocorrem de forma recorrente. Estudos comprovam que há maior predisposição genética de desenvolver o TP em determinados indivíduos. Assim como a presença de doenças respiratórias, como a asma, pode facilitar o desenvolvimento desse transtorno.

Os ataques de pânico são caracterizados pelo surgimento abrupto (em minutos) de intensa sensação de medo ou grande desconforto que ocorre associado a sintomas como palpitações, suor, tremores, falta de ar, sensação de desmaio, dor torácica, medo de perder o controle ou medo de morrer, náusea ou desconforto abdominal, tontura, calorões, formigamento.

Esses ataques são seguidos de preocupação persistente sobre a possibilidade de repetição do episódio ou sobre suas consequências, o que pode levar à perpetuação dos sintomas de pânico.

Trata-se, assim, de um transtorno crônico que afeta aproximadamente 5% da população ao longo da vida, atingindo duas vezes mais mulheres que homens, especialmente entre a segunda e a terceira década da vida. O TP está associado a níveis altos de incapacidade social, profissional e física; a custos econômicos consideráveis; e ao número mais alto de consultas médicas entre os transtornos de ansiedade.

Fato a se considerar é que os efeitos são mais fortes com a presença de agorafobia, ou seja, ansiedade ou medo intenso, desencadeado pela exposição real ou prevista a diversas situações relacionadas a espaços abertos, como ter que atravessar uma praça, permanecer em quadra esportiva e assim por diante.

Os indivíduos com Transtorno de Pânico podem se ausentar com frequência do trabalho ou da escola para visitas ao médico ou ao serviço de urgência, o que pode levar à evasão escolar ou ao desemprego.

Comparados aos ataques com sintomas limitados, os ataques de pânico completos tendem a incidir fortemente nos índices de morbidade de um município, por exemplo, com maior utilização dos serviços de saúde, aumento na manifestação de incapacidade laboral, pior qualidade de vida.

Em relação ao tratamento, há evidências comprovadas de eficácia com medicações específicas, psicoterapia e terapias complementares, as quais têm por objetivo final a remissão dos sintomas, uma vez que a presença de sintomas residuais pode provocar recaídas. Assim sendo, quanto mais rápido for o diagnóstico e o início do tratamento, melhor será a resposta ao controle dos sintomas e da consequente melhoria da qualidade de vida do indivíduo.

Psicogênese espiritual

A síndrome do pânico é uma das grandes dificuldades emocionais ainda sem respostas consistentes da ciência terrena sobre suas causas. Os sintomas apresentados por esse transtorno são a sudorese na palma da mão e dos pés, palpitação cardíaca, tremedeiras, insônia, medo de morrer, fobias, dificuldade de sair de casa, e assim por diante. Esses são alguns aspectos biológicos e psíquicos, ainda alimentados pela despersonalização (sensação de desligamento do próprio corpo) e a agorafobia.

Muitos especialistas confundem-na com crises de ansiedade generalizada. Elas possuem sintomas semelhantes, mas suas causas são completamente opostas. A crise de ansiedade generalizada é uma resposta bioquímica do corpo perante o medo de desafios futuros; logo, o espírito acometido passa a viver o que se conhece em psicologia por "excesso de futuro", olvidando as construções do presente. Nesse sentido, as células são inundadas com cortisol, outras substâncias e hormônios que irão trazer à tona o desencadear da crise.

A par dos componentes biológicos já apresentados, a Síndrome do Pânico possui acentuado fator espiritual envolvido no processo. É comum, indivíduos portadores dessa síndrome sofreram, no pretérito reencarnatório, traumas no que tange a mortes tenebrosas, como ser enterrado vivo; cometer suicídio; morrer afogado; sofrer acidentes de automóveis e outros processos de desencarnação complexos; e ter dificuldades em zonas umbralinas ao se desligar do corpo físico.

A mente é como um armário formado por diversas gavetas. Podemos considerar cada gaveta preenchida por memórias que arquivamos em nosso inconsciente. Mesmo sem recordá-las em razão do esquecimento proporcionado pela reencarnação, podemos ter acesso a esses momentos desagradáveis.

Viver situações de perigo eminente poderá despertar uma espécie de lembrança do passado. Em outras palavras, diante do perigo que está acontecendo ou está por vir, o espírito encarnado experimenta em tempo real as mortes terríveis do passado que ainda o atormentam, como se tudo estivesse acontecendo novamente no momento atual. O indivíduo não está simulando uma morte, mas sentindo alguma morte pretérita que trouxe grandes abalos psíquicos.

Outra forma de acionar essas memórias ocorre por atos de espíritos obsessores que conseguem disparar as lembranças pretéritas, fazendo com que a pessoa sinta novamente aqueles momentos em tempo real; eles abrem essas gavetas em que as memórias estão armazenadas e tudo vem à tona.

De tanto o indivíduo sentir a memória desagradável do passado, acaba por desenvolver o medo do medo, condicionando sua mente a sempre aguardar por aquelas lembranças que o aprisionam emocionalmente.

São questões muito delicadas para quem sente essas memórias, e não é fácil se desvencilhar desses processos. Frequentemente, psiquiatras que ainda não têm acesso à compreensão sobre as raízes espirituais da Síndrome do Pânico contam apenas com a opção de verificar os sintomas e receitar medicações para atenuar as condições apresentadas, entre elas o medo de morrer.

Como dissemos no início da abordagem desse transtorno, essa é uma das áreas da ciência ainda sem respostas consistentes, aguardando aprofundamento dos estudos acerca do tema.

NOVE

ESQUIZOFRENIA

Psicogênese psiquiátrica

A Esquizofrenia é uma das mais graves doenças neuropsiquiátricas e atinge aproximadamente 1% da população mundial. É considerada o principal transtorno psicótico.

Psiquiatras europeus, no início do século XX, observaram diferentes gradações nos transtornos mentais relacionados à Esquizofrenia. O início do quadro ocorre no período compreendido entre o fim da adolescência e o início da idade adulta. É frequentemente precedido por mudanças do comportamento habitual, piora no desempenho acadêmico e social, perda de interesse e isolamento, prejuízo nos papéis funcionais, ideias bizarras, alterações do pensamento, do afeto e do discurso.

Todos esses sintomas antecedem o desenvolvimento da psicose, podendo essa fase durar de semanas a vários anos, até que o quadro de esquizofrenia propriamente dito se instale, ocasionando nítida alteração da personalidade do indivíduo.

Em quadros avançados, é comum a presença de alucinações, baixa aceitação das frustrações, ideias delirantes e persecutórias, agressividade, desconfiança, comunicação desorganizada, prejuízo da higiene pessoal, alterações do movimento, entre outros.

Após o estabelecimento do diagnóstico, o foco do tratamento deve ser a remissão dos sintomas e a reabilitação ativa do paciente. Ainda que não curativas, as substâncias neurolépticas, ou seja, sedativas, se estabeleceram como o tratamento primário para todos os estágios da doença.

O uso continuado em doses ajustadas individualmente possibilita redução no tempo de hospitalização. Entretanto, apesar de essas substâncias significarem grande avanço no tratamento da doença, sua taxa de resposta é de cerca de 70%. Esse fato tem evidenciado a necessidade de associação de outras intervenções à farmacoterapia, como os tratamentos psicossociais e complementares.

Psicogênese espiritual

Os indivíduos acometidos por Esquizofrenia possuem sintomas como perda de contato com a realidade, alucinação, a ponto de ouvir vozes e enxergar pessoas invisíveis se aproximando; delírios, manias persecutórias, explosões coléricas desproporcionais e grandes dificuldades no aspecto da cognição mental, apresentando falas e pensamentos completamente desestruturados.

Causa grande sofrimento ao portador e às pessoas próximas, constituindo grande prova para todos que o cercam. A ciência e a tecnologia moderna ainda não descobriram sua causa e não existe medicação que traga soluções imediatas ao sofrimento do esquizofrênico.

A eclosão desse transtorno psiquiátrico se inicia, principalmente, próximo aos 14 anos de idade, quando o indivíduo recebe do passado suas lembranças e os comportamentos mais contundentes da sua personalidade. De acordo com o ambiente em que vive, o transtorno pode ser amenizado ou agravado. Se a atmosfera espiritual do adoecido for poluída por miasmas de desequilíbrio emocional, o problema pode ser ainda mais acentuado.

O fato é que ocorrem lesões no sistema nervoso do indivíduo que culminam na apresentação do transtorno. No entanto, os fatores desencadeantes e as consequências orgânicas da Esquizofrenia ainda são bastante confundidos com outras patologias por fisiologistas e neurologistas terrenos.

O que pode ser dito sobre os fatores que causam a Esquizofrenia é que o ser, ainda culpado pelos erros do pretérito e pela inobservância das Leis de Deus, sofre de forma contínua. Tomado por grande desequilíbrio psíquico desde o Plano Espiritual, já reencarna sabendo que é necessário que os resquícios de seus erros sejam resgatados na atual reencarnação.

Soma-se ao quadro a concepção de Deus como Ser punitivo a atingi-lo com chicotes emocionais que o fazem recordar em tempo real os seus equívocos. Então, delírios e alucinações ocorrem, pois o espírito está em transe, revisitando os escaninhos de seu passado obscuro.

Diferencia-se da Síndrome do Pânico, pois não são mortes traumáticas e não ocorre o medo de morrer, mas são deflagrados na tela mental os momentos que experimentou na vida passada. Quando o esquizofrênico está confabulando consigo mesmo, está relembrando daqueles momentos e interagindo com eles. Por esse motivo, falam, gritam e ficam desorientados.

Essas culpas causam lesões no sistema nervoso, provocando crises coléricas que assustam a todos ao seu redor. O perispírito transmite ao corpo físico essas sensações que, por sua vez, lesionam a capacidade cognitiva do indivíduo.

Como se não bastasse serem atormentados pela culpa, muitos ainda são médiuns ostensivos. Por isso, veem de fato espíritos se aproximarem e escutam vozes. Não escutam apenas as vozes de sua consciência, mas também de seres desencarnados que se aproveitam de seu estado para se vingar dos delitos do pretérito, causando-lhe muitos sofrimentos e consequências desafiadoras para o seu espírito imortal.

Todas essas questões apresentadas, por ora, têm distanciado a ciência da Terra da descoberta de medicamentos e terapias que possam efetivamente auxiliar o esquizofrênico. Para todos os portadores de transtornos mentais, mas especialmente para o portador de Esquizofrenia, o Espiritismo seria bênção de luz, redentor dos erros do passado, pronto-socorro espiritual para a alma que não trilhou os caminhos das Leis Divinas.

DEZ

TRANSTORNO DO ESPECTRO AUTISTA

Psicogênese psiquiátrica

Existe certo consenso entre os especialistas de que o Transtorno do Espectro Autista (TEA) é decorrente de disfunções do Sistema Nervoso Central (SNC), que levam à desordem no padrão do desenvolvimento da criança.

O crescente interesse público pelas questões que envolvem o TEA faz com que se ampliem os debates em torno do transtorno. Inicialmente reduzida ao campo científico – em geral médico –, essa discussão se viu progressivamente encampada por diferentes agentes, sobretudo pelos próprios portadores de TEA adultos, cujas contribuições ampliaram bastante o que sabemos hoje sobre essa condição.

Crianças com TEA frequentemente apresentam problemas de comportamento, muitas vezes bastante severos, que incluem hiperatividade, dificuldade de prestar e/ou manter a atenção, atenção "hiperseletiva" (tendência a prestar mais atenção em partes/ detalhes do que no todo) e impulsividade, bem como comportamentos agressivos, autodestrutivos, perturbadores e destrutivos.

Especialmente em crianças mais novas, é comum se observar intolerância à frustração, acompanhada por acessos de raiva. Observam-se também respostas sensoriais e perceptuais peculiares, incluindo hiper ou hipossensibilidade a estímulos sonoros, visuais, táteis, olfativos e gustativos, além de alta intolerância à dor física e medo exagerado de estímulos ordinariamente considerados inofensivos.

Problemas gastrointestinais são frequentemente observados em crianças portadoras de TEA, incluindo episódios recorrentes de diarreia e/ou constipação, além de refluxo, alergias ou intolerâncias alimentares. Crianças com TEA também tendem a apresentar problemas severos de sono e alimentação. É comum, por exemplo, casos de dieta hiperseletiva.

Hoje ainda se sabe pouco sobre a descoberta do TEA já na fase adulta, ainda que pesquisadores estejam se debruçando sobre o assunto. Uma das hipóteses para tal é a ausência ou distorção de diagnóstico na fase infantil. Há muito que caminhar em busca de respostas satisfatórias, entretanto, a sociedade como um todo tem buscado entender os vários aspectos desse transtorno para encontrar soluções que tragam qualidade de vida para os portadores de TEA e seus familiares.

Psicogênese espiritual[10]

Os espíritos que reencarnam com TEA, em geral, se negaram, no Plano Espiritual, a passar por experiências necessárias ao seu processo evolutivo. E essa revolta, mesclada com o medo do insucesso frente aos novos

---
10 LUCENA, Gustavo H. de. **Autismo e Espiritismo: acolhimento e mentomagnética**. Matão: O Clarim, 2021.

desafios, deixam-nos perturbados, ocasionando efeitos imediatos no perispírito e transbordando no corpo físico como problemas de ordem neurológica. Noutras palavras, quando o espírito com essas características reencarna, seu novo corpo físico assimila a revolta por não desejar novamente uma experiência reencarnatória.

Suas alterações neurológicas já poderiam ser constatadas no útero enquanto seu corpo físico está sendo moldado pelo perispírito. A criança já nasce com TEA, e, ao longo do tempo, os pais vão percebendo que existe algo de errado no comportamento dela, quando não consegue falar ou vive bastante irritada e isolada da família e de grupos de amigos.

Numa percepção geral, atualmente parece que os casos de TEA têm surgido com mais frequência, pois se procura notificá-los por meio de exames que ainda não são específicos para a condição, mas que apresentam alguns sinais, como o teste do pezinho, alguns tipos de sorologia, audiometria e assim por diante.

Contudo, frequentemente, a presença mais assídua do TEA ocorre pelo fato de o medo imperar na existência do espírito imortal em relação à retomada de sua trajetória em plena transição planetária. A responsabilidade de resolver questões relativas à sua evolução torna-se um grande fardo. O espírito julga não ser amado pela Espiritualidade e não ser digno das Leis Divinas, o que o torna rebelde, inflexível, perante a oportunidade que lhe é concedida.

Diante dos desafios de reencarnar, e independentemente de ser portador de TEA ou não, seria benéfico que todos os bebês recebessem tratamentos especiais no útero. A adoção do uso de músicas tranquilizantes no relacionamento mãe e bebê deveria fazer parte da programação pré-natal. No caso do portador de TEA, essa medida torna-se mais produtiva ainda, pois o espírito em gestação se acalma e se harmoniza com os propósitos programados para a nova existência.

Sabemos que o hábito de construir um diálogo fraterno com o bebê em formação é cada vez mais recorrente na sociedade, o que é altamente relevante para a sua constituição. No caso do TEA, seria bastante benéfico. O espírito ali presente já se sentiria acolhido antes de rever o mundo material novamente.

Quando acolhido pela sua família e pelas pessoas ao seu redor, o indivíduo portador de TEA desenvolve capacidades no campo das interações sociais e da comunicação. Sente-se mais à vontade e recebe a confiança como estímulo perante a jornada que irá perlustrar. O amor é o remédio para o portador de TEA e pode produzir o que as pessoas chamam de grandes milagres no campo comportamental.

A proposta da Espiritualidade é que as construções do comportamento passem para o próximo passo evolutivo. Agora, ao invés de serem consideradas do berço ao túmulo, que sejam observadas desde o ventre, já que grande parte dos espíritos reencarnantes é endividada com as Leis Divinas e traz consigo vasta culpa disseminada no corpo espiritual.

A Doutrina Espírita pode contribuir imensamente com os portadores de Espectro Autista e seus familiares por meio do conhecimento que elucida dúvidas, traz esperanças e consolações, relembra e torna claros os ensinamentos de Jesus, fortalece o espírito em sua jornada e revive o incondicional Amor de Deus a todos os espíritos, não importa quão endividados perante as Leis Divinas ainda se julguem.

ONZE

TRANSTORNO DE DÉFICIT DE ATENÇÃO E HIPERATIVIDADE

Psicogênese psiquiátrica

O Transtorno de Déficit de Atenção e Hiperatividade (TDAH) é considerado uma doença do neurodesenvolvimento, caracterizada por sintomas de desatenção, hiperatividade e impulsividade, com início normalmente antes dos 12 anos de idade. De acordo com os critérios da 5ª edição do Manual Diagnóstico e Estatístico de Transtornos Mentais (DSM-5), o TDAH se manifesta em três apresentações: desatenta, hiperativo-impulsiva e combinada.

Pesquisas apontam para uma clara base neurobiológica, e estudos demonstram que esse transtorno tem origem elevada em herança genética. No entanto, fatores ambientais, como o uso de álcool e tabaco durante a gestação, hipóxia pré e neonatal e traumatismo cerebral também têm sido associados ao seu desenvolvimento.

Estudos envolvendo neuroimagem têm reforçado a etiologia biológica por demonstrações consistentes de diferenças metabólicas e estruturais em cérebros de pacientes com TDAH comparados a cérebros de indivíduos normais.

Há um corpo de pesquisa considerável reforçando que déficits cognitivos no TDAH possam ser uma falha na resposta emocional, a qual envolve, particularmente, o sistema de recompensa. Tem sido observada nessa população forte tendência a postergar, ou até mesmo evitar, situações que sejam desagradáveis ou que não proporcionem prazer imediato.

Portadores de TDAH podem apresentar vários prejuízos funcionais em diversos segmentos da vida como baixo rendimento acadêmico, maior dificuldade no trabalho (tanto em realizar tarefas como em se integrar às rotinas e às frequentes mudanças de emprego), ansiedade, depressão e relações interpessoais conflitantes.

Psicogênese espiritual

O Transtorno de Déficit de Atenção e Hiperatividade tem sido objeto de estudo e de grandes controvérsias no que tange ao entendimento de suas causas e tratamento. Muitos pesquisadores ainda se encontram distantes da verdadeira causa que provoca esse distúrbio psíquico e muitos outros confundem os seus sintomas com outras patologias, o que contribui para o aumento de diagnósticos.

Os indivíduos portadores de TDAH apresentam-no desde a infância. A emoção desalinhada que favorece a aparição ou o agravamento é o medo, que inibe os dotes de inteligência que o ser possui em seu cabedal de experiências reencarnatórias. Soma-se a tal fato o imenso desejo de não se desvirtuar da observância das Leis de Deus.

No Mundo Espiritual, antes da experiência reencarnatória, esses espíritos, em parceria com seus mentores, solicitam que sua inteligência seja restrita, para que os caminhos que os desvirtuaram do amor sejam refeitos. Assim, o que aparenta ser um transtorno é uma bênção para os espíritos que buscam desenvolver o campo do sentimento.

A inteligência permanece adormecida na alma, ao passo que frustrações e angústias assomam, quando o espírito busca colocar em ação os seus conhecimentos pretéritos e encontra dificuldades em manifestá-los. Isso resulta em apatia e processo de ansiedade acentuados.

Ainda que os desempenhos escolares não sejam exemplares, os espíritos portadores de TDAH possuem grande inteligência e visão de mundo diferenciada. Em geral, apresentam grandes dificuldades no campo das matérias exatas, as quais exigem manifestação da racionalidade, que neles é escassa.

Aceitar essa condição é um caminho importante para que, aos poucos, a inteligência e os processos emocionais sejam expressos de maneira consistente. Essa aceitação, aliada a terapêuticas, como a musicoterapia, podem propiciar condições para que o espírito consiga expor seus pensamentos de forma mais equilibrada e eficaz, o que lhe traria alívio e conforto.

A disciplina é a chave mestra do processo de TDAH. Disciplina com o sono físico, com a alimentação, com a prática de exercícios físicos, com o horário de trabalho e com o treinamento contínuo das habilidades sociais. Um acompanhamento psicoterápico pode ser grande aliado para que essas ações sejam concretizadas.

Uma vez compreendido que os tesouros da inteligência devem ser empregados nos caminhos felizes do amor, o ser inicia o seu processo de redenção espiritual, administrando o medo de reviver os caminhos errados do pretérito, pois a busca é por colocar à disposição de Deus os talentos da inteligência dentro do atual roteiro da vida.

***

Ao terminarmos essas breves explicações sobre a psicogênese terrena e espiritual de alguns transtornos mais recorrentes na humanidade, esperamos que o leitor tenha percebido que todos eles se originam em atos em desacordo com as Leis Divinas, cometidos em vidas pretéritas; ou são reações do espírito ao programa de retificação dessas falhas que lhe é necessário atender na presente encarnação.

A maioria deles está latente no organismo do reencarnante e, com raras exceções, manifesta-se na fase inicial da adolescência, quando a consciência do espírito aflora completamente.

Daí a necessidade de cuidarmos, desde a gestação, do equilíbrio emocional e espiritual daqueles que vêm ao mundo cumprir, por vezes, processos dolorosos de evolução; doar-lhes amor e atenção durante todo o processo de desenvolvimento até chegar à fase adulta é bálsamo que alivia dores, traz confiança, coragem para seguir em frente. Nessa tarefa podemos contar com alguns recursos que aqui denominamos de remédios espirituais, tema de nossas reflexões na segunda parte deste livro.

PARTE 2
REMÉDIOS ESPIRITUAIS

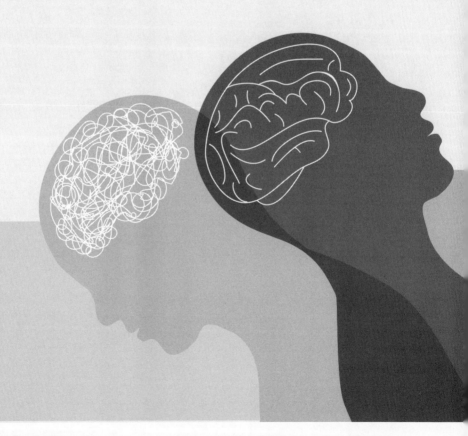

DOZE

AUTOCONHECIMENTO

O primeiro dos remédios espirituais é conhecer a si próprio. Muitos acreditam, no entanto, que se conhecer é traçar sua biografia de forma racional e consistente.

O autoconhecimento não exclui a proposta de ser racional nem despreza o roteiro de vida das pessoas; contudo, o que precisa ser levado em conta é o sentimento que detemos ao perpassar por essa trajetória emocional.

Conhecer nossas potencialidades e nossas falhas no campo das emoções, das virtudes e também das competências para a vida de uma forma geral é importante para traçarmos um plano de ação que nos leve ao verdadeiro autoconhecimento. Ao compreender os sentimentos que provocam as situações de nossas vidas tornamo-nos mais hábeis a escolher melhores rotas.

Olhar para dentro de si é um ato corajoso. Muitos ainda vagueiam na condição de andarilhos emocionais e se perdem no objetivo de se tornarem verdadeiros peregrinos em busca de suas metas na Terra.

O peregrino toma a posição de protagonista, sai da posição de vítima, atuando de forma cuidadosa na cicatrização de suas feridas, e promove melhores comportamentos, alterando roteiros negativos que antes não eram percebidos por causa da cegueira espiritual.

Assim como o amor em uma relação afetiva, o autoconhecimento é uma construção diária em que o mosaico emocional vai sendo formatado aos poucos como uma grande tela de pintura. A cada pincelada, a cada cor reproduzida, conseguimos um diagnóstico, mesmo que inexato, de quem somos em essência. São novas descobertas que serão acolhidas no coração do ser.

Essa construção só é viabilizada quando admitimos as lacunas ainda a serem preenchidas por virtudes que ainda não possuímos.

O fato de admitir de forma sincera tais lacunas, pode num primeiro momento figurar como um remédio salutar, porém amargo na primeira administração; todavia, trará grande alívio e conforto no refazimento do indivíduo que ainda pretendemos ser.

É chegado o tempo em que adiaremos a pretensão de pousar em outros planetas, de viajar para outros locais distantes para ocuparmos o local ainda deserto da nossa existência.

Pousar nesse espaço e construir seus primeiros vilarejos é como formar um oásis no deserto para o nosso salto evolutivo. Tomar posse de nossa terra íntima é ser detentor do próprio futuro, do destino de alguém que sabe o que quer e almeja trilhar os desafios da vida com persistência e paz.

Aqui também nos atemos à proposta de Jesus para todos nós (Mt. 7:35) ao nos orientar a ficarmos alertas para extrair os ciscos emocionais que embotam as nossas percepções sobre o que precisamos, antes de nos preocuparmos em tirar as traves de olhos alheios.

Não é tarefa para um momento. É algo que vai se ampliando no ritmo da nossa evolução, passo a passo, dia a dia, ano a ano.

Nesse empreendimento, podemos contar com inúmeros recursos, dentre eles o estudo das Leis Divinas, roteiro seguro para nossa evolução e que nos é oferecido de várias formas, especialmente pela Doutrina Espírita; e o auxílio das psicoterapias.

Que possamos, pois, adotar o autoconhecimento como precioso recurso para nossa evolução.

TREZE

ADMINISTRAÇÃO DO ESTRESSE

A mente humana é complexa. Somos ainda uma espécie em evolução espiritual e corporal, uma vez que, a cada etapa reencarnatória, tornamo-nos espíritos com o perispírito menos denso. O objetivo é alcançar passo a passo todos os degraus, até chegarmos ao patamar de espíritos puros em comunhão com Deus, semelhante àquela que Jesus tem.

É o futuro espiritual de todos nós. É o endereço de todo mundo. Alguns vagueiam por rotas insensatas, sendo, a maior parte dos que habitam neste planeta, espíritos com essa natureza. A sua busca por prazer, pelo imediatismo das conquistas financeiras, da fama a qualquer custo e tantos devaneios ainda estão inseridos no campo mental das criaturas, desencadeando inimagináveis episódios de estresse.

Desde os primórdios da civilização, quando acampávamos nas cavernas, o estresse era fundamental para que pudéssemos evitar confrontos e proteger nossas tribos diante das ameaças que vigoravam naquele tempo.

Esse estado fazia com que a pressão arterial se elevasse e os músculos estivessem prontos para os combates. Ficávamos com todo o corpo físico enrijecido e em estado de atenção máxima, apenas aguardando a próxima batalha. Não eram tempos fáceis e ainda não são. O estresse, portanto, é uma emoção primitiva necessária para a sobrevivência naquelas condições de vida.

Alguns devem se perguntar neste momento: "Mas nós já não saímos dos tempos das cavernas? Então por que ainda somos tão estressados?".

Sim, saímos das cavernas físicas e conseguimos êxitos tecnológicos inimagináveis no campo material. Tivemos o advento das indústrias de alimentos que oferecem produtos pelo mundo afora. Obtivemos o esforço dentro dos laboratórios para que curas aliviassem nossos sofrimentos físicos.

Contudo, ainda estamos na caverna, no tocante ao estado psíquico. Ainda dormimos, não raro, isolamo-nos em zonas de conforto, fugimos da dor, da responsabilidade.

Sim. Os tempos são outros. Porém os desafios apresentados ainda assolam nosso corpo físico e emocional. Não precisamos mais caçar alimentos. Eles já estão nas prateleiras do supermercado. Mas ainda estamos em estado de ameaça a tudo que nos cerca.

Esse estado de ameaça que abarca grande parte da raça humana é promovido, por exemplo, com preocupação em relação às opiniões alheias. Preocupa-nos mais a imagem que os outros possam ter sobre nós do que a realidade do que somos. Muitas vezes, vivemos não pelo que amamos, mas pelo que os outros amam em nós.

E, aos poucos, vamos perdendo nossa essência. Vamos perdendo a identidade que todos temos como pessoas únicas no Universo, e isso ninguém pode retirar de nós.

Ainda lidamos com o receio de perder posições de relevância em vários campos da vida social, profissional, e, agora, na vida virtual com as redes sociais. Com o intuito de manter o *status quo*, deixamos de lado os valores cristãos que deveriam reger a atividade à qual nos dedicamos. Machucamos e somos machucados, nos relacionamentos afetivos, pelo egoísmo de buscarmos mais ter razão do que compreensão.

Assola-nos o medo do futuro, pois somos incapazes de controlar situações e pessoas ao nosso redor. Fazer isso é o mesmo que se estivéssemos com uma bomba pronta para explodir a qualquer momento.

Esse estado de alerta gera estresse que, cada vez mais, toma conta das criaturas. Vivemos irritados, insatisfeitos e com enormes vazios existenciais. Em geral, o nosso propósito atual é viver para nós próprios de forma egocêntrica e mesquinha.

Uma vez estressados, geramos um hormônio chamado cortisol que inunda as células do nosso corpo orgânico provocando um desastre bioquímico. Diminuímos a geração de neurotransmissores capazes de gerar bem-estar, como a serotonina e a melatonina.

Deveríamos viver as agendas de nossas vidas de uma maneira fluida, constante, em paz, e, em caso de exceção, termos momentos de estresse. O que está acontecendo é exatamente ao contrário. Vivemos em uma verdadeira ausência de paz de espírito e temos alguns momentos de tranquilidade. Passamos o dia lutando por nossas ambições e à noite buscamos fazer exercícios físicos e yoga para amenizar o desastre. Sim, essas atividades são importantes, ajudam a equilibrar os nossos processos bioquímicos, todavia devemos olhar para a vida sob outras lentes.

É necessário elaborar processos de autoconhecimento para verificar por que nos sentimos tão ameaçados pelas questões do cotidiano. É necessário escolher se vivemos de forma mais simples, menos ambiciosa, ou desejamos ser acometidos por adoecimentos mentais em grande escala.

O estresse já é o fator que mais mata no mundo. Acredita-se que grande parte dos problemas cardiovasculares é impactada por ele. Entre 2019 e 2021, as estatísticas da Organização Mundial da Saúde (OMS) e da Organização Pan-Americana da Saúde (OPAS) apontavam que mais de 10 milhões de pessoas deixam a Terra por suicídio inconsciente, vítimas do abuso do corpo físico que o estresse causa. E os infartos matam mais que o câncer e o suicídio.[11]

São informações sobre as quais vale a pena se aprofundar, de vez que são atualizadas regularmente. É um problema de saúde pública?

Deveria ser tratado como tal. Uma excelente forma de revertermos esse cenário seria encorajar as pessoas a buscar um estilo de vida mais saudável, cadenciado, de modo a apreciar todas as fases, acessar conhecimentos, adotar alimentação de qualidade e práticas de exercícios

---

11 ORGANIZAÇÃO PAN-AMERICANA DA SAÚDE. Uma em cada 100 mortes [...] Disponível em: https://www.paho.org/pt/noticias/17-6-2021-uma-em-cada-100-mortes-ocorre-por-suicidio-revelam-estatisticas-da-oms. Acesso em: 5 jan. 2024.

físicos, ambas com foco na saúde e não em um padrão de forma física ditada por modismos.

Se quisermos agir nas verdadeiras causas que promovem o estresse, necessitaremos rever a maneira como conduzimos tudo o que nos cerca; desacelerar em todos os campos da vida.

A arrogância de querer ser o melhor em tudo, presente em muitos seres humanos, está provocando grandes transtornos mentais, o que requer nossa atenção para dois processos que precisam ser desencadeados com certa urgência, para reverter tal quadro num tempo relativamente curto: a mudança de postura individual e a mudança de postura coletiva.

A mudança individual prevê que devemos nos desapegar das aprovações alheias e fazer aquilo que amamos. O indivíduo precisa ter um propósito no mundo e exercê-lo com amor e equilíbrio. Nem que seja necessário deixar um emprego para que isso aconteça... Temos visto alguns exemplos de pessoas que largam posições consolidadas e bem pagas em grandes corporações para dedicar conhecimentos, energia e recursos a projetos ligados à preservação do meio ambiente, à economia verde, ao Terceiro Setor ou até à hotelaria sustentável, a projetos educacionais inovadores, às manifestações culturais, à Filosofia, entre outros.

Acreditem, eis que serão bem-aventurados. Esses são verdadeiros heróis. Aqueles que não vendem sua alma em troco de ambição e poder; que percebem a si, ao planeta e à humanidade como partes de um todo a ser cuidado com gentileza e sabedoria, com bens materiais e imateriais a serem compartilhados e não guardados para si.

Voltemos ao ensinamento de Jesus, citado anteriormente: *"De que adianta ganhar o mundo inteiro e perder a sua alma".* Esse trecho evangélico é contemporâneo. Nós somos o produto de nossas decisões. Abdicar de fama, *status*, aplausos para preservar a saúde mental é uma decisão que merece ser considerada.

E a grande mudança coletiva?

Ela precisa ser consequência da mudança individual. A continuar como está, os sistemas de governança do mundo privilegiando o lucro, o poder, a evidência, acima dos valores humanos e espirituais, irão manter alto o nível de estresse, provocar ondas de desequilíbrios inimagináveis e cavar abismos sociais cada vez maiores, com toda a sorte de desigualdades, opressão, descaso, quadros de adoecimento e de abandono, guerras e conflitos com toda a sua consequente corte de mazelas. O que tem a ver a saúde mental com isso?

Tudo. Mentes equilibradas, corações serenos têm maior probabilidade de qualidade de vida. Em boa parte dos países, independente de ideologia, religião e sistema econômico ali dominantes, a estrutura de vida atual parece não comportar seres saudáveis emocionalmente. A impressão que temos é que, em pouco tempo, da maneira como o mundo material está conduzindo as organizações, com pressões sobre resultados e alto grau de competição entre seus membros, teremos adoecimentos graves em grande escala, não só físicos, mas de ordem mental, frisamos.

Médicos, psicólogos, medicações, terapias serão insuficientes para reverter o caos que a raça humana está causando a si mesma, a não ser que esta se volte para o autoconhecimento, o autoamor, a fraternidade, a criar um estilo de vida mais equilibrado, pautado pela vivência plena das Leis Divinas.

O quadro parece tenebroso, contudo é formado por movimentos inerentes à transição planetária, à transformação que nos atinge a todos, uns mais, outros menos. Paradoxalmente, as dores, os transtornos mentais, os desajustes de conduta, as falhas morais são oportunidades de reprogramação das trajetórias evolutivas não só de quem é acometido diretamente, mas de todos os envolvidos no processo.

Repensar atitudes, perdoar e se perdoar, se reconciliar consigo, com o próximo e com Deus é primordial para alcançar o tão almejado "título" de espírito de Mundo de Regeneração, estágio para a qual a Terra se prepara, em que a dor e o desequilíbrio serão raras exceções, não a regra geral.

O Livro dos Espíritos, em sua parte terceira, traz as Leis Morais ou Divinas, as quais constituem roteiro seguro para o aprimoramento do espírito e antídoto eficaz para as mazelas espirituais que ainda trazemos. Essas 12 Leis, a seguir mencionadas, contemplam todos os aspectos em que se movimenta o espírito na Terra:

A Lei Divina ou Natural; Lei de Adoração; Lei do Trabalho; Lei da Reprodução; Lei de Conservação; Lei de Destruição; Lei de Sociedade; Lei do Progresso; Lei de

Igualdade; Lei de Liberdade; Lei de Justiça, Amor e Caridade; e Lei de Perfeição Moral.

Como diz antigo ditado inspirado em trecho bíblico, depois da tempestade vem a bonança. Tenhamos esperança e trabalhemos para que venha o mais rápido possível.

CATORZE
ADMINISTRAÇÃO DA RAIVA

A raiva é uma emoção natural, assim como o medo, a alegria e a tristeza. Desde os tempos das cavernas, a raiva tem por objetivo proteger os homens contra os ataques naturais que os costumes da época apresentavam.

Contudo, o ser humano evoluiu e adquiriu conhecimento e potentes instrumentos tecnológicos. Não somos mais seres habitantes das cavernas e, sim, pessoas em convivência umas com as outras. O corpo físico, em seu aspecto biológico, é o mesmo de outrora, mas as necessidades são outras.

Saídos do primitivismo das emoções para adentrar nas que proporcionam evolução espiritual ao ser, temos a raiva como acompanhante necessário desse movimento ascensional e que nos prepara para saltos evolutivos consistentes.

Mesmo diante da necessidade espiritual e da conjectura social, os indivíduos ainda utilizam a raiva como objeto de mecanismo de defesa para lutar ou fugir dos enfrentamentos necessários que urgem da convivência social.

De forma prática, antes de serem atacados, atacam e praticam abusos físicos ou psicológicos para se protegerem do que não está sob seu controle. Eivados por motivos egoicos, manifestam a agressividade.

Na instalação de processos de convívio mútuo, sofrem por antecipação a possibilidade de não serem compreendidos e até repreendidos por outras pessoas, e estabelecem o domínio como escudo ao medo de serem agredidos e terem exposta a sua fragilidade diante de outrem.

A humildade de saber que não temos controle sobre pessoas e circunstâncias, e a sabedoria de permitir que o outro seja quem deseja ser é um grande avanço para a administração da raiva no cotidiano.

Ao invés de injetar energias na falsa proteção que a agressividade ofertará e que pode culminar em consequências tenebrosas, o foco deverá ser aceitar-se como é e diminuir o poder que é oferecido à palavra dos outros que vivem ao nosso redor. Isso não significa deixar de apreciar as pontuações construtivas que podem surgir a qualquer momento.

Quando se aceita e aceita os outros como são, o ser torna-se seguro, sereno, a raiva não o domina, embora possa acontecer em alguns momentos. Ninguém é infenso à raiva, mas todos podemos dominar os impulsos raivosos para que não causem mal-estar, rompimentos desnecessários, males morais e físicos.

Aprender a expressar aquilo que sente de forma mais pontual, rotineira e madura é recurso valioso no domínio da raiva. Muitas vezes o indivíduo não comunica suas insatisfações e explode quando alcança os limites das situações. Mas, ao aprender a comunicar aquilo que sente de forma autêntica e equilibrada, evita processos de raiva desproporcionais.

Para ser seguro de si é preciso estar inteiro, ter autoamor e autocompaixão pelos erros que comete. A maturação para que esses passos possam ser efetuados requer tempo e será preciso ter paciência nesse aprendizado. O tempo é o melhor amigo do ser que busca alterar seus comportamentos emocionais ao se tornar protagonista de suas emoções.

QUINZE

O AUTOAMOR

Vivemos em uma sociedade onde a educação emocional ainda é muito pouco discutida nos lares. Como vimos até aqui, há uma grande turbulência social que se reflete nos lares.

Aqui falamos do impacto da ausência de amor entre os membros de um casal. E essa ausência de amor se reproduz na convivência com os filhos e outros parentes ali abrigados, como pais idosos, sobrinhos sob guarda e assim por diante.

A ausência de amor no cerne familiar pode ter suas causas na ausência de afeto que aquele ser, agora adulto, vivenciou na infância. Geralmente, pessoas que passam por essa dificuldade se tornam frias, incapazes de manter diálogos saudáveis, porém com permanente sede de receber esse carinho que não tiveram no passado.

Essa escassez pode gerar adultos inseguros, sem amor-próprio, com grandes dificuldades no campo emocional, as quais vão se desdobrar em atitudes não saudáveis no cotidiano.

Um desses desdobramentos é a forma como a pessoa lida com as relações afetivas. Quem recebeu pouco afeto tende a buscar seres acostumados a oferecer nada ou quase nada de recursos afetivos. Acaba enveredando por relações altamente tóxicas nas quais não existe reciprocidade. Na maioria dos casos, as pessoas não amam as outras, mas, sim, o afeto que pouco recebem. Podem se submeter a situações de vexame, como grosserias, falta de educação, traições, espancamentos, estupros, dentre outras circunstâncias, que abalam as suas estruturas emocionais, apenas para manterem aquela pequena chama de afeto, na vã esperança de que algum dia as coisas mudem.

Permitem-se ser sequestradas pelo pouco, pelo quase nada e necessitam o tempo inteiro da aprovação do outro. Não são senhores dos próprios sentimentos, mas reféns do que o outro quer que ele seja. Isso é mais comum do que imaginamos. Em cada esquina, percebemos que a carência afetiva é uma verdadeira pandemia invisível e que deixa marcas na alma.

Não administrar os recursos sentimentais da própria vida é um dos maiores crimes que cometemos. Deixamos de ter voz, identidade e nos anulamos. A vida passa a não ter mais sentido, pois estamos à mercê do que os outros percebem como certo e errado sobre a vida. Perdemos o pensamento crítico, e o resultado é fatal para o adoecimento emocional patológico.

Pequenos e necessários passos precisam ser realizados para alguém sair dessa postura afetiva. Amar a si mesmo é um processo essencial para afastar aos poucos a carência afetiva. Percebemos que as pessoas sentem que amar a si mesmo ainda é um tanto abstrato e, por isso, mencionamos algumas percepções mais concretas de como isso pode ser feito.

Um comportamento que revela grande inteligência emocional é cuidar de si. Cuidar da própria aparência, melhorar a alimentação, utilizar roupas de que goste, ver filmes que sejam adequados ao seu sabor cinéfilo, fazer algum tipo de atividade física.

Não raro, as pessoas confundem cuidar de si com o egoísmo imprudente. Cuidar de si é extrair pequenos momentos do seu dia para si próprio. Oferecer a si o que não foi oferecido na infância ou em algum outro momento da vida. Fazer caridade para as próprias necessidades da alma.

Apenas quem tem posse de si próprio e se oferece afeto saberá doar amor com maturidade e constância. O que Jesus nos disse e já citamos anteriormente? *Amar ao próximo **como a si mesmo*** (grifo nosso).

Apenas quem aprende a gostar de si, exatamente como é, com suas qualidades e questões a serem melhoradas, conseguirá nutrir relacionamentos saudáveis e minimizar as carências afetivas.

Quando dizemos minimizar significa que, com raras exceções, não seremos plenos no âmbito dos relacionamentos afetivos nem consigo nem com o outro. Isso é utopia. É enganação. Em algum momento, necessitamos de um cafuné, um cuidado, um abraço amigo ou apenas que alguém pergunte: "Como você está?".

Somos seres sociais e não podemos extrapolar os limites e radicalizar com as nossas questões pessoais. Tudo é uma questão de saber dosar o dar e o receber. E, principalmente, saber o momento em que é necessário se dar, se presentear e construir uma vida confortável, serena, sob o prisma dos afetos. Uma coisa é sermos reconhecidos, aplaudidos e amados pelas pessoas... Outra é necessitar disso para sermos felizes.

Brindar quem nós somos perante os movimentos da vida é um ato de honra. Que possamos semear flores e não espinhos de amor nas margens do nosso caminho pessoal.

DEZESSEIS

PERANTE VÍCIOS

Todo e qualquer vício é gerado por comportamentos que direcionam o ser para vivenciar os aspectos mais superficiais e externos da vida. Trazem à tona a euforia de um momento transitório em busca de uma felicidade temporária ou o alívio que não são obtidos quando o indivíduo está em seu estado sóbrio.

O ato de utilizar drogas diz muito, sem generalizar, sobre as fugas que empreendemos para confrontar as nossas realidades íntimas. Ao invés de dialogarmos e buscarmos a compreensão para resolver um problema complexo com alguém que nos feriu, geramos distanciamento físico e emocional, e por consequência uma mágoa profunda.

Quando não resolvemos essas questões, dores emocionais que desestruturam o ser, a tendência de muitos é buscar soluções, seja no álcool, nas drogas, e em demais excessos, como alimentação, compras, dentre outros.

É como se jogássemos toda a poeira emocional para debaixo do tapete. Mas chega um momento que, de tão sujas, as circunstâncias tornam-se nocivas. Os vícios são processos autodestrutivos de alguém que não se ama, ou que pode não ter recebido amor genuíno quando era criança.

De outras vezes, é a inconsequente adesão a modismos, ou recurso para se sentir aceito em algum grupo.

Há ainda os que aderem a vícios, em especial as inúmeras espécies de drogas ou álcool, para driblar a fome, a miséria, as dores físicas e uma infinidade de motivos que vemos, a todo o momento, permear a mídia, ou que comprovamos *in loco* nos ambientes pelos quais circulamos.

Quando o cerne do vício vem da infância, podemos perceber que são pessoas que reprimem emoções, pois aprenderam que essa é a forma correta de agir. Ainda não tinham capacidade de discernir o certo do errado. Quantas crianças são diminuídas e rebaixadas em seus processos de desenvolvimento emocional com frases do tipo: "Não fez mais do que sua obrigação", "Você nunca será amado", "Você nunca dará certo na vida."

Essas afirmações são muito mais frequentes do que imaginamos nos lares desse planeta. Muitos pais fracassam ao longo de sua jornada e sentem necessidade de descontar essa frustração em alguém. E, muitas vezes, sobra para seus filhos receberem essas impressões emocionais.

A luta por ser um adulto que não fracasse e não seja essa criança emocionalmente ferida torna-se um fardo; então, na falta de uma estrutura emocional que o fortaleça, o indivíduo precisa fugir da sua realidade e encontra nas drogas lícitas ou ilícitas seus momentos transitórios de alegria ou esquecimento.

Há muitas questões que envolvem os vícios, e aqui abordamos algumas delas, salientamos. O assunto é bastante complexo, assim, o foco é o auxílio que podemos prestar àqueles que estão envolvidos com essa mazela emocional.

Importante saber que esse auxílio só é possível para aquele que está desejoso de encontrar ajuda para seu problema ou aquele que está tão no fundo do poço que não encontra forças ou discernimento para pedir socorro.

O primeiro passo é jamais julgar. Quando elaboramos julgamentos ou dirigimos um simples olhar de rejeição, criamos um muro enorme. Além de não conseguirmos mais nos aproximar da pessoa em sofrimento, podemos potencializar toda dor existente em suas camadas mais íntimas. Precisamos acolher as pessoas que passam por suas tormentas, pois já sofreram demais nas mãos de seres que não conseguiram ofertar o mínimo de empatia.

Outro passo é gerar um laço de confiança e de amor. As recaídas são bem possíveis, há processos longos de recuperação, portanto, se a pessoa retornar ao mundo das drogas e se sentir reprovada, quebrará uma das pontas desse laço... E o que sobrará?

Por isso o amor vem em primeiro plano. Para que, ao invés de cometer excessos, a pessoa procure apoio de quem ela confia e por quem se sente amada.

Um fator importante para que o indivíduo possa transcender o seu problema e procurar alternativas de vida é buscar amar a si mesmo. Buscar ajuda pode ser doloroso, mas é um passo importante, uma vez que é raríssimo alguém conseguir vencer sozinho esses obstáculos.

O fato de não se sentir amada por sua família ou amigos não significa que a pessoa não possa buscar instrumentos da alma para nutrir amor por si mesmo.

As técnicas de meditação, por exemplo, auxiliam a transportar o indivíduo, gradualmente, a estados em que ele possa se imaginar se amando, acariciando os próprios cabelos e até dando colo para si mesmo. É uma terapêutica bastante efetiva e tem dado resultados concretos em pacientes.

Por vezes, temos a impressão de que não há cimento no mundo que feche o buraco de um coração ferido, mas o amor pode ser o elemento de esperança para quem deseja recomeçar.

O Apóstolo Pedro, certa feita, precisou enviar uma carta aos cristãos espalhados por várias regiões e que sofriam toda a sorte de dores e perseguições, para exortar-lhes o bom ânimo. E, em determinado momento, grafou o versículo que bem se aplica às reflexões que estamos fazendo: *Acima de tudo, porém, tende amor intenso uns para com os outros, porque o amor cobre a multidão de pecados.* (1Pedro 4:8).

Então, como resultado desse amor fraternal, onde existia revolta e insatisfação, agora surge um ser que começa a vislumbrar a possibilidade de reescrever sua trajetória espiritual, lembrando-se que toda e qualquer criatura é amada por Deus.

Se alguém não se sente amado e está lendo estas páginas não se esqueça de que existe um Pai amoroso que nos ama profundamente, e Ele deve ser o pilar da nossa existência.

Para escutá-lo, é importante buscar o controle remoto da vida para deixar no mudo as vozes que o rebaixaram e potencializar a voz que quer falar no fundo do coração: "Eu sou Deus, Te amo profundamente, beba a água do Evangelho, trabalhe na seara do Bem e do Amor"; e, então, aos poucos, muitas pessoas surgirão com carinho e compaixão para auxiliá-lo.

Jamais perca a chance de sonhar e de viver seus sonhos, confiante no Amor do Pai, o qual sempre quer que seus filhos sejam felizes e venturosos.

DEZESSETE

PERANTE A FELICIDADE

Aspiração de quase todos os viventes na Terra, a felicidade precisa ser bem definida e contextualizada antes de ser explicada. Viver momentos alegres não significa que os seres são felizes no sentido estrito da palavra. A alegria é uma emoção momentânea, transitória.

De acordo com as situações que vivemos, a alegria pode existir ou não.

Assim como outras emoções primárias, como o medo, a raiva, a aversão e a tristeza. Da mesma forma que uma lagarta se torna uma borboleta, pois é um processo de transformação natural, podemos sentir essas emoções ao vivenciar experiências por meio de relacionamentos especiais, amorosos, de amizades, dentre outros.

Ser feliz é um estado de espírito. É quando corpo e espírito estão integrados com esse objetivo. Ao promover o autoconhecimento das emoções e do corpo físico, vamos fortalecendo-nos com o intuito de atingir esse bem-estar integral.

Um dos primeiros passos é nos libertarmos da ideia de que necessitamos de datas especiais para vivenciar a felicidade plena. As datas são marcas importantes que ainda precisamos como agrupamentos humanos, porém chegamos a um ponto da evolução em que podemos ampliar o sentimento que nos traz para outros momentos da vida.

Nós somos felizes pelo que construímos por meio das nossas emoções e do estilo de vida que levamos ao compor os capítulos do livro da nossa existência.

Somos felizes apenas no Natal, quando pessoas se juntam para dividir o pobre peru assado e cada um diz o quão sua vida é maravilhosa para impressionar a todos, ou cultivamos o hábito da felicidade habitual nos escaninhos da alma? Precisamos de aplausos em nosso aniversário para nos sentirmos amados, festejados ou podemos celebrar a graça de estarmos vivos a qualquer momento?

A felicidade não é um quadro pronto e acabado com moldura. É um processo de pequenas ações diárias que nos reportam a esse sentimento de paz íntima, ou quando nos sentimos satisfeitos com quem somos.

E aí nos perguntamos:

Quem somos?

Ao exercer nossas atividades fazemos aquilo que amamos ou o que outros querem que façamos?

Quais são os nossos dons?

Todos nós somos dotados de potencialidades. *Ninguém é tão pobre que não possa oferecer algo a alguém* é um chavão amplamente utilizado, justamente porque traz implícita uma grande verdade. Seja em casa, no círculo de amizades, no trabalho filantrópico ou em outra área, sempre há algo que possamos fazer que nos traga satisfação íntima. Até no exercício profissional, que muitos de nós carregamos pesadamente como a tartaruga arrasta sua casca.

Temos dons e precisamos descobrir quais são e nos dedicarmos a eles. Caso contrário, trabalharemos tristes, muitas vezes aprisionados em escritórios, olhando o ponteiro do relógio para ir embora quando o expediente acabar, desinteressados do que temos que fazer, de olho apenas na remuneração.

Toda pessoa que tem propósitos e trabalha de forma incessante, com amor, estudo, compromisso, torna-se feliz. Está em paz com a decisão profissional que escolheu.

Talvez a profissão não renda valores estratosféricos. Mas qual o custo emocional de viver cabisbaixo e perder saúde mental ao realizar um trabalho de que não gosta?

Outra forma de felicidade é a prática de atividades físicas. Ir para a academia ou para a prática de esportes como se fosse uma obrigação, um alinhamento ao que todos fazem, não é saudável.

É preciso escolher aquilo que nos faz bem.

As atividades físicas liberam neurotransmissores que irrigam nossas células com endorfina, dopamina e serotonina, nos trazem o sentimento de bem-estar e nos ajudam a reescrever histórias felizes em nossa jornada.

A alimentação é fonte de felicidade, ninguém duvida. Mas, ao ingerir açúcar de forma demasiada em nosso organismo, o resultado é a sua inflamação. Tendemos a não promover os neurotransmissores citados. Cuidar da alimentação não significa viver só de alface ou de luz, tampouco consumir todos os suplementos recomendados pelas celebridades para ter um corpo escultural.

Precisamos tomar decisões da vida pelos motivos certos e, no caso da alimentação, uma boa orientação do nutricionista, especificamente elaborada com base nas nossas necessidades, de acordo com o nosso perfil pessoal e econômico – o que serve para Maria pode não servir para José; o que torna João saudável pode causar uma baita alergia no Antonio.

Outra percepção biológica é a higiene do sono. Como o corpo físico é um *design* maravilhoso criado por Deus, ao anoitecer, liberamos o hormônio da melatonina, e, ao amanhecer, o cérebro secreta a serotonina. Ou seja, dormir nos horários corretos não é uma questão de ser careta, mas de promover saúde mental e física ao corpo físico. Por consequência, podemos adquirir esse estado de paz.

Outro instrumento regulador do humor é a meditação. Ao meditar de forma correta, liberamos no corpo físico um neurotransmissor intitulado GABA. Conseguimos criar dentro de nós verdadeiros estabilizadores de humor naturais em busca da felicidade. Nada mais justo dizer que a mente é uma verdadeira farmácia, podendo propiciar uma felicidade mais constante e duradoura, conforme o estilo de vida que adotarmos.

No campo emocional, quando evitamos comparações e gostamos de quem somos, conseguimos construir uma mente mais feliz e arejada. Sem a preocupação de atender à necessidade de agradar os outros o tempo inteiro, salientamos. Somos o que somos, e precisamos estabelecer limites em nossos relacionamentos. Muitos são tóxicos e podem nos fazer adoecer e diminuir nossa autoestima. Como no caso de relacionamentos com pessoas narcisistas.

Já abordamos esse transtorno, mas acrescentamos aqui que 5% das pessoas no mundo são diagnosticadas com Transtorno de Personalidade Narcisista. O grande objetivo de vida daqueles que possuem esse transtorno é acabar com a felicidade de quem está ao seu lado. Elas precisam diminuir o outro para se sentirem agradáveis e de bem com a vida.

Apesar de esse comportamento ser doentio, a pena não é uma atitude saudável. O melhor é mantermos uma distância segura dessas pessoas e evitarmos ser atingidos por suas ações.

Saber dizer não e valorizar quem somos é uma atitude corajosa. No mundo caótico em que vivemos, é preciso ser seletivo quando se trata de escolher amizades, compartilhar nossos momentos. Ter discernimento para perceber o que é ou não é saudável, sem descambar para o egocentrismo, o egoísmo, a exclusão.

Ainda não atingimos o grau de evolução ideal para conviver de forma adequada com pessoas que têm transtornos de personalidade sem nos deixar atingir por suas ações.

Ao cuidarmos de nós nesses processos, estabelecemos um nível de segurança em que a nossa companhia nos faz bem. Não precisamos de pessoas para sermos felizes, mas para dividir momentos felizes. A felicidade é uma construção íntima e, por vezes, precisamos de uma rede de apoio psicoterápica para compreender o nosso funcionamento emocional e tomarmos decisões adequadas que trarão resultados satisfatórios para o nosso espírito.

Ser feliz ainda é uma arte que precisamos construir a cada dia. Nem sempre manteremos nossa paz interior diante de situações adversas. Mas atingiremos grande maturidade, quando deixarmos de nos importar com julgamentos alheios, pautados em visões distorcidas ou incompletas sobre a nossa realidade.

O grande valor da existência é quando decidimos que queremos ser felizes e deixamos de ser vítimas dos acontecimentos para nos tornarmos verdadeiros protagonistas de nossas vidas. Para que tal vitória seja alcançada, iremos errar, escorregar e cometer equívocos. Mas a felicidade reside no coração de quem percebe os erros como aprendizados da vida; de quem transforma inteligência em sabedoria; de quem sabe filtrar amigos de verdade. Quantas pessoas estão rodeadas de outras pessoas, mas se sentem solitárias?

Sim, nós podemos muito mais. Podemos ser senhores da nossa mente e optar pela paz de espírito ao invés de crer que temos razão em tudo. Podemos nos comunicar de forma assertiva, dizer o que sentimos, falar sobre nós e até admitir nossas fragilidades. Isso não diminui quem nós somos. Ao contrário, nos torna mais serenos, mais corajosos para encarar os desafios da vida de queixo em pé, cônscios de que o grande vencedor da vida é aquele que buscou amar e fazer o certo.

Felizes, pois, aqueles que possuem esses valores grafados na alma como tatuagem e que, por onde passam, deixam sementes de paz, risadas e alegrias.

DEZOITO

PERANTE O PERDÃO

Um assunto sempre delicado é o perdão. Permeia as circunstâncias da vida que machucaram e geraram cicatrizes em indivíduos que, por sua vez, têm dificuldades de administrá-las.

Questões altamente confidenciais, como abuso sexual, violência doméstica ou verbal, assassinatos, e até roubo de sonhos. Porque roubar sonhos também é algo que machuca a alma de todo ser humano. Talvez não exista crime maior do que furtar de alguém perspectivas de futuro e anseios, e, por esse motivo, gerar frustrações, decepções que culminam em muitos processos depressivos. Jamais podemos retirar a legitimidade do sentimento de quem sofre.

O ato de perdoar não é tão simples e não pode ser tratado como algo raso. É um mergulho profundo. Existem circunstâncias de vidas passadas que também podem transcender o olhar do presente para a questão de perdoar.

Perdoar não é esquecer as ofensas. Todos nós somos dotados de memórias e, entre elas, estão armazenadas as lembranças das ofensas que recebemos. Logo, esquecer as ofensas seria um processo de amnésia, o que seria a única forma de não se recordar do que ocorreu.

Perdoar é lançar um novo olhar sobre a ocorrência da ofensa. É a reinterpretação do que nos aconteceu. Nós não podemos mudar a maneira como as pessoas agem, mas conseguimos alterar como reagimos àquilo que é proposto. O que está em exame é que podemos reagir de forma diferente ao dar um novo significado ao processo da ofensa.

Um dos significados que podemos conceber é que aquele que nos ofende é um indivíduo frágil e infeliz. E, quando uma pessoa se sente infeliz pelo que ela é, tende a querer que as pessoas ao seu redor também sejam infelizes.

Dentro dessa perspectiva, perdoar é o mesmo que permitir que o outro seja como ele é. E quem foi ofendido escolher ser quem quer ser. Se isso não se suceder, seremos tão infelizes quanto aquele que nos agrediu. Estaremos promovendo ressentimentos e mágoas que nos tornarão pessoas mais tristes e depressivas. Teremos algemas emocionais com quem nos magoou. E isso não nos parece uma proposta madura e inteligente.

Quebrar as algemas do ódio corrosivo é proporcionar paz de espírito para a alma. É ser cônscio de que existem Leis que regem o Universo. E permitir que o tempo e a Justiça Divina resolvam o problema é retirar um peso dos ombros. Não precisamos nos arvorar em vingadores, em justiceiros, de forma alguma.

Cultivar emoções dolorosas dentro do coração por muito tempo nos adoece. Muitos casos de câncer são provocados por mágoas que guardamos nos recônditos da alma. Muitas outras patologias emocionais, como a depressão, ocorrem porque nos tornamos reféns daquilo que fizeram conosco.

Aceitamos ser sequestrados emocionalmente por atos que não nos dizem respeito. E passamos parte de nossas vidas revisitando aquelas circunstâncias dolorosas. Quantas vezes alguém nos ofende, até sem tanta gravidade, e passamos a vida toda remoendo aquele episódio, revivendo a mágoa, a dor, a humilhação, a decepção, acionadas por gatilhos que nem nos damos conta.

É o caso de uma pessoa que sofreu uma rejeição amorosa na adolescência, a qual, por anos, vinha à tona quando ouvia determinada música que amava na época do acontecimento. Todo o sentimento voltava, provocando lágrimas, tristeza imensa. Por vezes "enxergava" seu coração todo rachado. Só se livrou do incômodo quando perdoou aquela pessoa e hoje são até amigos.

Quantas histórias assim nós conhecemos! Quantas pessoas não sabem lidar com rejeições, separações momentâneas ou definitivas...

Perdoar é ter um olhar atento sobre a vida e saber que o tempo definirá o que as Leis Divinas decidirão sobre o acontecimento. É ter a maturidade de perceber quando precisamos buscar auxílio psicoterápico para que aquele trauma não gere impactos no adulto que somos hoje.

Muitas vezes agimos em estado de defesa, em relação às pessoas ao nosso redor, porque temos medo de ser machucados novamente. No campo dos relacionamentos, sentimos medo que aquele fato ocorra de novo. Então evitamos pessoas, evitamos oportunidades de abrir novas portas em nossas vidas porque estamos aprisionados no passado.

Na psicoterapia, por meio de técnicas de acolhimento, conseguimos verbalizar nossas dores e promover o bem-estar biopsicossocial e espiritual. Novas reflexões sobre o fato e um novo olhar sobre o que nos magoou trazem o necessário equilíbrio, o apaziguamento de nossas dores emocionais.

Perdoar não é ofertar uma segunda oportunidade. Isso é um equívoco que muitos cometem. Perdoar não é conviver novamente com quem nos magoou. Pelo contrário, é necessário distanciar-se da pessoa por algum tempo para que a ferida seja estancada.

Caso o convívio seja constante, novas marcas e traumas podem ser instaurados. Devemos buscar esse distanciamento para curar aquilo que nos machucou. Assim, cicatrizados, teremos a oportunidade de seguir em frente com a nossa vida.

O ato de perdoar é reconhecer que também somos falhos. Estamos no mesmo mundo que o ofensor, logo, não somos seres angelicais que não cometem mais erros.

Quando erramos, é costume pedirmos desculpas para as pessoas que ofendemos. Mas por quais motivos não podemos ofertar o perdão quando as pessoas nos machucam? Todos possuem imperfeições, e cobrar perfeição de seres imperfeitos não é coerente.

Muitas vezes, não conseguimos perdoar as pessoas simplesmente porque não perdoamos em nós mesmos o fato de não sermos perfeitos. Quando somos excessivamente exigentes com nossos atos, somos altamente exigentes com os outros. A maneira como nos tratamos pode espelhar a maneira como tratamos as pessoas.

Sermos conscientes de que não somos perfeitos e de que, em algum momento da vida, vamos errar, e nos perdoarmos por isso, é dizer para nós mesmos: "Retiremos esse peso de ser perfeito das costas, pois não será em uma existência que conseguiremos atingir elevados graus de perfeição."

Quem se perdoa diariamente por seus erros é um indivíduo mais leve e consegue praticar o perdão com mais facilidade. Quem se vinga pode ser feliz por dias, meses e até anos. Mas quem perdoa é feliz eternamente.

DEZENOVE

PERANTE AS DIFICULDADES DA VIDA

Nossos estados emocionais se revelam diante dos fatos da vida e, por isso, eles são necessários. Jamais seríamos capazes de nos modificar se não passássemos por uma série de desafios. Assim foi desde os tempos das cavernas até os mundos contemporâneos.

Deveríamos nos perguntar se estaríamos em busca de respostas ou de uma conexão com a Espiritualidade, se não fossem os desafios que nos visitam nesse momento. Onde estávamos quando as dificuldades não batiam à nossa porta? Quais eram os nossos propósitos de vida antes e após as tribulações?

As dificuldades da vida são convites para nos curarmos, principalmente daquilo que não está cicatrizado no íntimo do ser. As tribulações são instrumentos para que as feridas da alma possam vir à tona. A partir do momento em que essas feridas se apresentam, precisamos ter cautela para tomarmos decisões sábias.

Acontece que colecionamos conhecimentos, atestados por diplomas na Terra, mas o sentimento permanece às escuras.

Paulo, na primeira carta aos Coríntios afirma: *A ciência incha, mas o amor edifica* (ICor.8:1). E o espírito Emmanuel, na lição 152 do livro *Caminho, Verdade e*

Vida, psicografado por Chico Xavier, ao comentar essa passagem assim diz:

Jesus, diante da mulher adúltera e de todos aqueles que o testavam sobre as Leis de seu tempo (Jo 8:1-11), apenas riscava o chão. Naquele momento, Jesus não apenas elaborava movimentos corporais, mas uma atitude emocional. Ele estava nos ensinando que devemos refletir antes de qualquer tomada de decisão.

As escolhas que fazemos na vida são carregadas de suas consequências. E a vida, como grande contabilista, nos revela as faturas dessas escolhas ao longo de nossa jornada existencial.

Então é preciso agir de forma ponderada em todas as ocasiões.

Por exemplo, digamos que não estamos mais satisfeitos com um casamento, um namoro, e surge a oportunidade de refazer a vida com outra pessoa. Mas a nossa atitude pode dilacerar o coração de alguém que tanto nos ama e gerar um ciclo de ódio, rancor, ressentimento.

Então, é prudente refletir de forma madura sobre a decisão a tomar e encontrar soluções que respeitem os sentimentos do outro.

Ninguém é obrigado a manter aquilo que já está deteriorado. No entanto, traição nunca é algo bom, deixa rastros de destruição nem sempre curáveis.

Ao nos decidirmos por romper os laços afetivos, que o façamos de forma responsável, considerando o estado emocional de nosso parceiro. Assim, evitaremos um processo de sentimentos deprimentes, como a mágoa.

E, mais importante, não lesaríamos as Leis Divinas, dentre as quais, a de Causa e Efeito.

O ser racional que age com maturidade sabe das consequências dos seus atos. Está inteiramente cônscio de que, se age deliberadamente pelo impulso de trair alguém, será preciso passar pela mesma dificuldade, nesta ou noutra existência, como em qualquer outro ato contrário ao mandamento do amor a si, do amor ao próximo, do amor a Deus.

Quantas pessoas julgam outras inúteis quando apresentam quadros graves de depressão? Mas, ao tornarem-se portadores dessa mazela emocional, começam a sentir compaixão por outras pessoas portadoras dessa enfermidade. Muitas vezes, infelizmente, para alcançar a maturidade espiritual, temos de passar pelas situações nas quais não tivemos caridade com o outro.

Isso pode ocorrer de uma encarnação para outra, ou até mesmo dentro da própria encarnação, frisamos.

Quantas pessoas, na História, já foram malfeitores de escravos e precisam reencarnar na veste de escravos para sentirem na pele o quanto é doloroso estar na condição dos que passam por essa dificuldade. Ainda, pela natureza do mundo de provas e expiações, as dificuldades são as lições que a vida nos apresenta com o intuito de angariarmos virtudes perenes para o espírito imortal.

Por isso, diante dos obstáculos, é importante observar, com serenidade, quais são as nossas inclinações emocionais, e elaborar a desconcertante pergunta: "Se não fosse essa atribulação, eu modificaria o meu comportamento?".

Se o ser humano percebesse que não estamos aqui para sofrer e sim para elevarmos o nível de experiência, com o intuito de adquirirmos maturidade espiritual, a Terra seria efetivamente uma escola de almas, como orienta o Espiritismo.

Estaríamos mais preocupados em promover o autoconhecimento em busca de nossos propósitos espirituais, em busca de novos comportamentos emocionais, e abriríamos as comportas do nosso coração para as verdades da nossa alma.

Embora a humanidade receba continuamente tantos conhecimentos, ainda não estamos dispostos a compreender a nossa verdade emocional.

Estabelecer uma conduta de nos abrirmos para conhecer a nossa verdade, isto é, quem realmente somos, descobrirmos as nossas tendências e agirmos no sentido de modificá-las é o caminho para o Mundo de Regeneração.

Adotar a postura de maturidade espiritual e emocional diante das circunstâncias da vida, sem culpas pessoais, abstraindo o vitimismo do que acontece conosco, é o primeiro passo para concretizarmos as modificações que tanto necessitamos.

VINTE

AUTOESTIMA

A autoestima é uma temática relevante dentro do comportamento humano.

É bastante comum conhecermos pessoas que se julgam na condição de serem indignas de amor, desimportantes, até. Esse fator é ocasionado pela baixa autoestima, ou seja, a percepção e o valor que cada pessoa tem de si mesma.

Essa autopercepção frequentemente é acompanhada de críticas muito severas que o indivíduo faz sobre si mesmo. Porém a maneira como ele se vê pode ser disfuncional e completamente distante da realidade.

Podemos salientar que, se uma criança sofre muitas comparações, não recebe reforços positivos pelas suas conquistas e ainda é diminuída diante das circunstâncias da vida, o processo de autoestima pode ser agravado. Essa péssima impressão que o ser tem de si mesmo pode ter se configurado em um momento em que não pôde se defender, pois ainda era uma criança, incapaz de se resguardar emocionalmente das opiniões que foram emitidas contra ela. Ainda era frágil e foi censurada quanto às suas possibilidades diante da vida.

Na fase da adolescência e na fase adulta, toda essa questão mal estruturada no passado vem à tona e culmina em péssima relação da pessoa com ela própria.

Muitas não acreditam que podem ter um relacionamento saudável e, quando o conseguem, acabam se tornando dependentes emocionais; ou crescem muito mais preocupadas com a aprovação dos outros do que com o destino da própria vida.

Criam soluções voltadas a agradar a quem vive ao seu redor e não fazem o que realmente amam. Buscam de uma maneira desproporcional de agradar a todos à sua volta, fazem caridade de uma forma desenfreada e pelos motivos errados.

O objetivo é estar bem com todos para não se sentirem rejeitadas, uma vez que não possuem amor-próprio e têm grande receio de serem rejeitadas como foi outrora.

A pessoa fica completamente refém do que os outros pensam dela. Não deixa de ser um sequestro emocional consentido. O ser para de ser protagonista de sua própria história ao se deixar levar pelos mares de acusações e julgamentos.

Perde a sensibilidade do raciocínio crítico e se torna submissa ao contexto; coloca algemas em seus sentimentos e desejos sem precisar que alguém faça isso. É um sofrimento muito grande, porque o indivíduo não assume sua própria identidade. Ele é fragmentado pelo receio de ser abandonado.

Para reverter esse processo, será relevante verificar se alguma patologia foi detectada, para que uma ação medicamentosa seja realizada, sempre lembrando que essa é função exclusiva do médico. Jamais pratique a automedicação.

A baixa autoestima pode provocar profundas depressões, nas quais o indivíduo permanece no fundo do poço. A medicação terá a função de resgatar funções bioquímicas do organismo e melhorar o processo de sinapse neural, de modo a promover algum tipo de bem-estar que possa trazer lucidez ao seu processo emocional.

Em relação às questões emocionais, o indivíduo precisa tomar a decisão de buscar uma psicoterapia de longo prazo. Alterar esse cenário é um processo que requer muito tempo, período em que o autoconhecimento será a chave para recompor a imagem sobre si. É preciso descobrir a cada dia que é alguém amado por Deus e que merece todas as chances de novos recomeços.

As sessões de psicoterapia não têm por objetivo mostrar que o paciente é perfeito e, sim, auxiliar a conhecer, estruturar e alinhar as emoções com a realidade, e ressaltar que qualquer indivíduo possui qualidades e defeitos, sombra e luz.

É necessário reconhecer sua verdadeira personalidade e aceitá-la como ela é. Cada momento é importante para juntar os cacos dos traumas do passado e reescrever uma nova história em que o autoamor será o remédio salutar que não está nas prateleiras das farmácias.

Os bons pensamentos que temos sobre nós são curativos, ao passo que os negativos podem nos adoecer. A proposta é que a decisão de quem procura a psicoterapia seja de curar as lacunas que apontam os sofrimentos que possui.

A melhoria da autoestima também pode ser reforçada quando fazemos o que amamos; quando buscamos nortear a vida pelos propósitos que reinam em nossos sonhos e aspirações. Recuperar nossos sonhos e colocá-los em prática são realizações que felicitam a alma, deixando-a mais leve e confortável com os caminhos que decidiu seguir.

Outro percurso que pode ser adotado é a atividade física. Em geral, as artes marciais costumam estimular pessoas a recuperar a confiança em si mesmos. Os métodos, a disciplina, a respiração e os enfrentamentos são fundamentais para que o ser seja protagonista de seus movimentos e golpes. E esse fator apresenta grandes benefícios emocionais.

Muitos são curados quando conseguem recuperar a confiança em si; quando sabem que podem ser responsáveis por sua própria história; quando conseguem sair do quadro de reféns das opiniões alheias que não trazem qualquer benefício físico, mental ou espiritual.

De certo, desenvolver uma boa autoestima concede ao ser melhorias em todos os campos da vida. Recuperar sua identidade, ter suas próprias opiniões e assumir o protagonismo de suas escolhas é o grande desafio. A coragem para conseguir êxito precisa partir do coração. É uma decisão inadiável na vida de qualquer pessoa.

VINTE E UM

PERANTE O CORPO FÍSICO

O corpo é o templo do espírito. É por meio do corpo que exercemos nossas atividades e passeamos pelas nossas experiências reencarnatórias. É o corpo físico quem, romanticamente, dizemos que "leva a alma para passear."

Voltamos nossos olhares para a aquisição de espiritualidade, todavia olvidamos que é o corpo físico que sustenta esse objetivo.

Cuidar dele, portanto, é fundamental para nossa evolução. Já dissemos antes, mas não custa relembrar: comida, atividade física e sono curam.

Já falamos anteriormente sobre a atividade física e o sono, por isso, vamos nos deter aqui sobre a questão da alimentação, fundamento de alta relevância para aqueles que priorizam a busca pela saúde mental.

Somos como um carro que necessita de gasolina para buscarmos os caminhos certos da vida com segurança. Se a gasolina não for de qualidade, o carro sentirá os efeitos imediatamente.

Ao ingerirmos refeições com demasiada oferta de glicose e seus derivados, estamos enviando para o organismo substâncias inflamatórias que irão baixar a imunidade, reduzindo os anticorpos que produzimos diariamente para a nossa sobrevivência. Nesse sentido, tendemos a ficar mais resfriados, termos problemas inflamatórios em todas as partes do corpo e adoecer.

Em casos de doenças como o câncer, percebemos a glicose como vilã para essa enfermidade. Se quisermos travar uma batalha contra esse tipo de doença, precisamos mudar radicalmente a alimentação. As células cancerosas se multiplicam ao ingerir glicose.

O processo de frear a ingestão dessa substância trará excelentes resultados para a cura de tumores e outras doenças. Alimentos processados, alta ingestão de carne, dentre outras substâncias, precisam ser repensados em nossa alimentação.

A ciência da Terra já apresenta com propriedade que os neurotransmissores que mais produzem bem-estar são a serotonina e a dopamina. O que não sabíamos é que 95% de toda serotonina produzida no organismo e 50% da dopamina não são secretados no cérebro e sim no intestino. Os judeus estavam corretos ao afirmar que o intestino é um segundo cérebro[12].

Diante dessa perspectiva, se tivermos uma alimentação baseada em folhas, legumes, peixes e ervas, tendemos a aumentar a produção desses dois neurotransmissores e, por consequência, elevar os níveis de bem-estar emocional. O procedimento de alimentação é um processo de cura.

Faz-se necessário um plano alimentar que ofereça equilíbrio naquilo que ingerimos, com o intuito de alterarmos os hábitos.

---
12 MORAIS, Everton A. **Neurociência das emoções.** Curitiba: Intersaberes, 2020.

Aliás, parte dos *fast-food*, alimentos rápidos e baratos, no entanto prejudiciais, é um dos maiores obstáculos da boa alimentação, agora com a facilidade de fazer pedidos por meio dos aplicativos e recebê-los a qualquer hora e lugar. Mas não devemos esquecer que isso pode ser prejudicial para o corpo físico em longo prazo.

Bom lembrar que a alimentação saudável também se serve desses expedientes, inevitável contributo da tecnologia ao modo de vida contemporâneo; portanto não há desculpas para não aderir a ela.

Adotar uma postura diferente em relação ao que consumimos requer disciplina, paciência e hábito. Se desejamos qualidade para a saúde mental e física precisamos urgentemente rever nossos hábitos alimentares. Do contrário, o corpo sentirá as precariedades. A decisão está em nossas mãos!

VINTE E DOIS

PERANTE O MATERIALISMO

Em todos os pontos do globo terrestre, o ser humano apresenta a sede visceral pelo acúmulo de bens materiais. Ainda é grande a busca pelo prazer que a matéria pode oferecer e suas recompensas.

Há os que perdem o sono, essencial para uma boa saúde, por conta das preocupações em se manter no poder e ostentar suas posições sociais. Outros se perdem na gestão de seus recursos financeiros domésticos, diante da ânsia para mascarar a infelicidade por meio de carros do ano ou casas espetaculares.

Um grande contingente entra em depressão, por querer dominar grupos em prol de suas crenças absolutas. Esgotam a preciosidade do tempo em busca de partilhar suas convicções, e tentam controlar pessoas e circunstâncias. Isso também é uma espécie de materialismo.

Muitos acumulam roupas, acessórios, comida, água, alimentos e têm em abundância o que falta na vida de outros que nem chinelos possuem para calçar.

Por outro lado, poucos se engajam na proposta de um mundo mais desapegado das questões materiais, deixando de tratar o outro como máquina, e, sim, como seres humanos, falíveis, frágeis.

Poucos empreendem tempo e energia para cultivar laços afetivos significativos em seus círculos de amizade, ou entregam parte do seu tempo para auxiliar àqueles mais necessitados de uma escuta ou de acolhimento. Ou, ainda, buscam utilizar o conhecimento como ferramenta de liberdade para a vida do outro, fazendo da sua inclusão uma bênção inestimável para o futuro da sociedade.

Há, no entanto, os que se contentam com o que têm. São gratos por existir e conhecem seus propósitos de vida, exercendo-os com disciplina e honradez. Apreciam tudo o que é ofertado e buscam zelar pela administração daquilo que lhes é oferecido com equilíbrio.

Ainda são poucos, é verdade, mas daí surgirão as grandes mudanças de mentalidade que o mundo precisa, então adotaremos a perspectiva do que queremos ser e abandonaremos o desejo de ter.

Podemos imaginar que, nesse tempo, os pássaros amanhecerão mais felizes. O sol vai raiar mais radiante, e todos na Terra poderão dizer: "Bendito, Senhor, o Reino dos Céus finalmente chegou."

Não mais o materialismo será o mandatário das soluções. Quem assumirá o posto serão as possibilidades de expansão da consciência e a busca pela espiritualidade nas lidas da vida. Em pouco tempo, mesmo com os desastres necessários para a aprendizagem terrena dos espíritos que aqui habitam, os poucos serão muitos. E o reino de Mamom se despedirá para que uma nova era se faça, onde a caridade seja o traço maior a identificar os seres humanos.

VINTE E TRÊS

TRANSFORMAÇÃO PESSOAL

Muitos são os fatores que poderíamos elencar para que o processo de adoecimento mental, observado em grande escala no mundo, aconteça diante de nossos olhos. São casos e mais casos que requerem preciosa transformação mental para que possam ser solucionados, tanto no campo emocional quanto no espiritual.

As pessoas ainda persistem em buscar nas questões externas e nos outros os culpados pelo seu próprio processo de doença. As perspectivas ainda estão muito voltadas para os olhares externos, pois eximem o indivíduo de realizar as mudanças indispensáveis para que possa obter saúde.

É consenso nas discussões da Psicologia, da Filosofia e em templos religiosos que precisamos olhar para dentro de nossa esfera íntima, pois é nesse local que podemos encontrar todos os recursos necessários para obtermos construções mais saudáveis no âmbito biopsicossocial e espiritual.

Contudo, esses ensaios ainda são revestidos de orgulho e egoísmo. Os seres humanos ainda não conseguem interiorizar as mensagens recebidas e são recalcitrantes em seus erros. Absorvem leituras estimulantes e belas, contudo não conseguem fechar os olhos e avaliar o conteúdo emocional que está dentro de si.

O tempo de uma reencarnação na Terra é demasiadamente curto para negligenciarmos o fato de que as perspectivas de transformação pessoal estão dentro de nós. Importante perceber que não temos controle algum sobre o que o outro pode realizar, mas podemos iniciar um processo inteligente de reação ao que nos orbita.

Acima da leitura, mais compreensão de si. O vocabulário é formoso e atraente, mas a compreensão de si é um objetivo altamente sofisticado. Quando os seres perceberem e exercerem de forma real, honesta e digna o processo de autoconhecimento, teremos um mundo com pessoas emocionalmente mais bem resolvidas e menos problemas por todos os lados, ressaltamos.

As brigas em família serão reduzidas, porque não mais iremos julgar e condenar o outro, mas avaliar o próprio comportamento diante dos acontecimentos da vida.

Não é nenhuma nova teoria nem uma equação mirabolante e de difícil solução. Isso já foi dito por diversas pessoas em todos os campos do saber. E, neste momento, precisamos exercitar muito mais do que acumular conhecimentos. Desenvolver a espiritualidade deve ser o foco de toda pessoa que habita este orbe.

E por qual motivo temos tanta dificuldade de promover o autoconhecimento na vida? O que tem impedido a transformação pessoal é a ausência de autoperdão e o excesso de racionalidade na proposta do autoconhecimento.

Para saber quais caminhos perlustrar na trajetória da vida, é preciso que o ser se conheça em essência. Existe uma confusão grande sobre o entendimento do autoconhecimento. Requer humildade conhecer-se e aceitar-se como se é. Quando as emoções são rejeitadas e não aceitas pelo indivíduo, não há aprendizado para a vida eterna. Somos espíritos imortais e estamos em busca de aprendizado. Perceber falhas e disfunções nos comportamentos não torna ninguém mais fraco, pelo contrário, podemos nos tornar mais fortes e ativos na transformação pessoal.

Essa busca precisa ser espontânea e cercada de naturalidade. Não existe problema algum em se equivocar, mas existe em manter deliberada e conscientemente os equívocos.

Para que a transformação pessoal ocorra de maneira fluida e consistente, é preciso que sejamos gentis e pacientes em nossos processos. É fundamental nos despojarmos de opiniões negativas e entendermos o que somos, como funcionamos física, mental, emocional e espiritualmente.

A sociedade busca polir e dominar nossos comportamentos, entretanto cabe a nós conceder ou não esse poder a ela. Quando concedemos esse poder, passamos o nosso aprendizado e a administração de nossas emoções para outras mãos que não são as nossas. Deixamos que o nosso futuro seja decidido por quem pouco se importa com nossa evolução e nos abandonamos, podemos dizer até que nos traímos. E essa traição é a maior de todas.

A transformação pessoal requer a observação de nós próprios. Meditar sobre nossos atos e atitudes. Aquietar nossa mente para descobrir quem somos em essência. A grande prioridade de nossas vidas é a nossa vida. É redundante, mas é real. Se não tivermos posse de quem somos, jamais conseguiremos tomar as rédeas de nossa vida e ressignificar nossas imperfeições.

Esqueçamos promessas mágicas de que vamos nos modificar em dias ou semanas. A transformação pessoal não é algo que ocorra de uma hora para outra. Somos obras de arte em constante burilamento. E esse processo exige renúncia, desapego, coragem, fé e persistência para que cada dia um passo seja dado. Não precisamos de pressa, porém não precisamos ficar parados no processo de insculpir novas tendências e hábitos aos nossos comportamentos.

A serenidade e paciência conosco são os grandes aliados para que a transformação ocorra. Exatamente porque falhas acontecerão e, se nos punirmos o tempo inteiro por ainda não sermos perfeitos, estaremos gerando bloqueios emocionais, ficando paralisados diante dos objetivos nos quais já podemos lograr êxito.

A falha não pode ser percebida como fracasso e sim como aprendizado de um marinheiro que está na fase de aprendiz no mar da existência. Ser gentil com nossos erros não é ser irresponsável. Ser generoso com o processo de transformação pessoal é estar repleto do amor de Deus que vive em nossos corações.

Nenhuma mudança ocorrerá abruptamente, mas com a genialidade dos grandes pintores: cada pincelada revelará um detalhe precioso do espírito imortal que somos e da trajetória luminosa a percorrer.

O nosso destino é amar. E todos os seres chegarão algum dia a esse patamar evolutivo.

VINTE E QUATRO

CONEXÕES SOCIAIS

A cada dia, o advento mais intenso da tecnologia exige que se adote uma nova maneira de as pessoas se comunicarem dentro de suas conexões afetivas (família, amigos, colegas de trabalho, dentre outras). Relações, antes próximas, mais íntimas, hoje estão cada vez mais substancialmente virtuais e distantes. As relações eram olho no olho, almoços em família, e tudo ocorria de forma bastante espontânea. Todavia esse novo olhar não pode ser percebido como negativo. É o progresso da civilização que está ocorrendo e as comunicações que Nicolas Tesla[13] já previa estão muito frequentes.

O grande problema em questão é que as pessoas estão muito distantes umas das outras. Não se sentam para conversar, ouvir um ao outro e estabelecer diálogos saudáveis, até dentro da mesma casa.

Nós somos seres sociais e precisamos do contato para desenvolver nossos aspectos emocionais e, por consequência, os espirituais. Por meio de um aparelho com acesso a milhares de contatos, o ser humano nunca se sentiu tão sozinho. A sede por amizades e relacionamentos afetivos reais cresce de forma significati-

---

13 FRAZÃO, Dilva. **Nicolas Tesla**. e-biografia. Disponível em: https://www.ebiografia.com/nikola_tesla/. Acesso em: 8 jan. 2024.

va, contudo o ser é abduzido por uma tela tecnológica qualquer.

Estudos científicos já nos trazem à tona que a solidão é um componente tóxico e pode até matar. Causa problemas coronários e uma diversidade de mazelas orgânicas. O uso desenfreado das tecnologias começou a causar grandes estragos psíquicos que vão parar nos consultórios psiquiátricos.

Em tempos em que se verbaliza que ser uma boa companhia para si mesmo é fundamental para a autoestima, na prática, as pessoas ainda não conseguem administrar esse distanciamento. Vivem com base em discursos teóricos sobre o autoamor, entretanto olvidam que precisam se conectar em algum momento para estabelecer relações saudáveis e trocas felizes.

Há outra consequência grave: dificuldade de lidar com frustrações. Se estamos nos desaproximando uns dos outros, perdemos a capacidade de nos relacionar. Passamos por dificuldades para sermos assertivos e desenvolver habilidades sociais.

Diante disso, os diálogos se tornam tóxicos e confusos entre emissor e receptor, e os ruídos são elementos que atrapalham os processos de comunicação. A tendência é que as pessoas possam se magoar mais e perderem o hábito de conversar sobre os acontecimentos, com o intuito de reverterem algum mal-entendido, alguma discordância.

Relacionamentos afetivos e amizades chegam ao fim por meio de aplicativos; frases dúbias trazem incompreensão de mensagens, opiniões, informações.

Precisamos repensar a maneira como nos comunicamos para não agravar processos de adoecimento mental. Viver em grupo é um hábito que deve ser cultivado diariamente. Caso a sociedade se desacostume dos processos de convivência, a possibilidade de termos dificuldades e frustrações aumenta.

É apenas no lidar diário, com trocas afetivas, *feedbacks*, diálogos e outras ferramentas de comunicação interpessoal que vamos burilar nossas percepções emocionais e nos fortalecer, para não nos abalarmos tanto diante das dificuldades de relacionamento com o próximo.

Seria interessante mantermos vínculos saudáveis e não permitirmos que percamos a nossa qualidade natural de sermos seres sociais.

Quando Jesus nos ensina (Mt.18:20) *quando dois ou mais estiverem em meu nome lá eu estarei*, está nos passando a mensagem de que precisamos uns dos outros para buscar o amor.

Restabelecer relacionamentos pessoais é de grande relevância para a saúde mental. Voltar a visitar a casa de um amigo, ir ao templo religioso, fazer uma atividade física em grupo, ou seja, viver em sociedade, pode nos aliviar dos perigos da solidão.

Deveríamos discutir nos diversos campos do saber quais são as soluções para encontrarmos o equilíbrio entre a vida real e a virtual com o intuito de promovermos saúde mental e espiritual para todos.

VINTE E CINCO
RELACIONAMENTOS AFETIVOS

Os relacionamentos afetivos estão na base de muitas das construções sociais do ser humano, sendo a família a maior delas, sem dúvida.

Acontece que os relacionamentos atuais têm sofrido uma espécie de "síndrome da falência." Embora haja relacionamentos equilibrados, duradouros, é expressivo o número de pessoas que não conseguem manter laços saudáveis em seus processos de troca com seus parceiros. Muitas separações oficiais, enormes brigas e desentendimentos de toda sorte.

A impressão que se tem é que os casais buscam mais ter razão do que compreensão.

Ao invés de dialogarem com maturidade em busca de soluções para as questões que os afligem, ficam em silêncio, e o que precisa ser conversado e alinhado não é concretizado. Ocorre um rompimento psicológico do respeito e da admiração de um pelo outro.

Aqui cabe uma reflexão sobre um ponto significativo. Dentre as muitas mudanças sociais da atualidade, encontra-se o papel da mulher nos relacionamentos afetivos.

Culturalmente e por milênios, sua voz não tinha importância alguma nas decisões matrimoniais e, hoje, individual ou coletivamente, a mulher tem buscado valorizar sua presença, sua opinião e sua capacidade de decisão em todos os campos, principalmente junto ao seu par.

Contudo, não existe uma mudança social profunda da noite para o dia, assim como uma semente não se transforma em árvore logo após ser plantada. O antagonismo entre o que homens e mulheres desejam ainda é uma realidade que talvez perdure por mais algum tempo.

Estamos todos em processo de regeneração de nossos corações, a fim de que o certo se estabeleça. Isso não significa que devemos ser passivos diante dessa realidade, mas cada qual, dentro da sua faixa de ação, pode realizar a mudança dessa perspectiva.

A mulher aspira por respeito, validação de seus sentimentos e desejos em um relacionamento conjugal.

Por outro lado, vemos outros ângulos emocionais bastante preocupantes. A mulher vem buscando sua independência, no entanto muitas ainda precisam assumir sozinhas o exercício da maternidade, do trabalho e das atividades domésticas, por inúmeras razões no espectro afetivo, familiar, social e econômico.

Tal cenário se assemelha a um grande abalo psíquico, provocando exaustão física e emocional que inibe a capacidade de agir perante as circunstâncias desfavoráveis.

Os traumas, os rancores, os ressentimentos e a ausência de uma proposta mais equilibrada dentro dos relacionamentos afetivos estão culminando em extravagantes adoecimentos emocionais. As pessoas não conseguem mais se relacionar porque ainda não se curaram do que ocorreu em relacionamentos passados.

As distorções cognitivas, atreladas a situações traumatizantes do passado, atravancam o processo de amor entre duas pessoas; por essa razão sugere-se que não haja pressa em estabelecer uma união conjugal.

Antes, deve haver o mínimo de sedimentação emocional para desbloqueio e ressignificação das situações complexas que foram vivenciadas por um ou pelos dois parceiros.

Aqui, também, as sessões de psicoterapia podem auxiliar a promover o autoconhecimento e fazer com que as decisões do casal sejam mais maduras. Isso leva tempo. O refazimento das marcas do passado e o movimento de voltar a desejar partilhar com alguém momentos a dois precisa ser gradativo, sem imposições e cobranças de parte a parte.

É importante frisar que podem ser processos concomitantes. À medida que conhecemos uma pessoa, podemos ressignificar o passado. Se isso não ocorrer, os mecanismos psíquicos de defesa virão à tona e o medo será o norteador da futura relação.

É preciso retornar ao passado e cicatrizar as feridas do coração. Contudo percebemos movimentos contrários. As pessoas estão saltando de relação em relação e se machucando cada vez mais. As dores e as cicatrizes ficam mais expostas.

Um passado não reinterpretado por um novo olhar faz com que a pessoa se feche, viva em absoluta solidão. Relacionamentos que poderiam fluir com leveza e alegria se tornam fonte de imensas complicações. Uma mistura confusa entre passado e presente torna o futuro triste e amargo.

É preciso se conhecer para estar com alguém. Conhecer seus próprios limites, estabelecê-los, e verificar se o parceiro é alguém com quem possamos nos identificar pelas afinidades. Quando estamos bem com a nossa essência, fazemos o que amamos e tudo fica mais simples. Os relacionamentos se tornam mais espontâneos e a relação se torna saudável.

É valioso quando cada parceiro da relação sabe o que o outro aprecia ou não. Isso evita uma série de constrangimentos. A arte de se relacionar com saúde mental ainda é para poucos. Requer bastante esforço e disposição para que a união seja selada pelos motivos certos. Que jamais sejam motivos materiais e sim os motivos da alma. Que prevaleçam as afeições do espírito e a capacidade de os dois buscarem crescer juntos como aprendizes perante as severidades que a vida pode proporcionar.

É mais valioso ainda saber que nenhum casal é perfeito. Quem está em busca de pessoas perfeitas e que atendam às suas necessidades está completamente iludido. Pessoas machucam e são machucadas ocasionalmente. A questão é verificar quais intenções movem o ato de ferir. Se for uma relação tóxica, não compensa que se prolongue somente por dependência emocional. Daí a importância do diálogo maduro, para estabelecer os limites entre o que magoa e o que traz felicidade. As contendas são exaustivas.

Aceitar o outro como ele é, ser aceito como você é, isso é valioso.

O fato é que as pessoas precisam ser inteiras, administrar melhor suas emoções e ter posse de si mesmas para se doar em uma relação. Não podemos perder a nossa inteireza em um relacionamento nem deixar de fazer aquilo que amamos.

O amor não é um processo que escraviza, mas liberta corações. Ninguém precisa estar algemado para amar, todavia precisa de significados para retornar todos os dias para o ninho de amor, atuando com parceria, bondade, companheirismo, fidelidade...

VINTE E SEIS

VIGILÂNCIA ESPIRITUAL

Um ditado popular muito conhecido é: "Diga-me **com quem andas** e te direi quem és." O contrário dele resume bem o processo de amizades espirituais: "Diga-me **quem és** que eu direi com quem andas." (grifo nosso).

Qual categoria de espíritos atraímos?

De fato, aquilo que pensamos e emanamos ressoa nas companhias espirituais que nos cercam. Podemos viver em relativa harmonia ou passar por turbulências emocionais e até físicas de toda sorte.

Dinheiro, fama e vícios são os caminhos mais fáceis de encontrar na Terra, mas também os mais fáceis de nos derrubar diante da influência espiritual maléfica.

Para envolver-se em processo de obsessão espiritual basta não ser perfeito; logo, todo e qualquer indivíduo não está imune a esse tipo de circunstância, de vez que a perfeição ainda está longe da humanidade.

A chance de um encarnado passar por essa influência é muito grande. Ou podemos afirmar que pessoas ainda imperfeitas estão isentas de ser perturbadas por dinheiro que entra fácil no bolso? Ou fama que infla o ego? Ou vícios que derrubam o corpo orgânico?

Nesse sentido, temos que fazer como Jesus fazia; nos momentos mais decisivos e difíceis daqueles que eram portadores das influências espirituais, o Filho de Deus erguia as mãos para ajudar o doente a sair da tormenta.

Diante de um processo de obsessão, há alguns recursos que podem ser utilizados para a cura.

O primeiro deles é a prece. Ninguém está desamparado pelos amigos espirituais. A oração que vem do fundo da alma socorre e acolhe. Essa ação de orar é significativa, rompe laços obsessivos mais complexos. Requer a vontade do paciente, porém nada impede que sejamos estimuladores desse momento de prece tal qual o Cristo fazia quando passou pelo nosso planeta.

Outra forma de aliviar ou curar o doente é o tratamento espiritual oferecido em casas espíritas idôneas. Nelas, o espírito obsessor é evangelizado em sessões mediúnicas próprias. Procura-se orientá-lo a desistir de seu projeto de vingança, de apego ou o que quer que o esteja vinculando de maneira negativa ao encarnado.

Ao perceber que está prejudicando também a si, ele segue sua trajetória, seus horizontes se abrem sob a verdade e a luz dos bons espíritos, e deixa o encarnado em melhores condições de lucidez.

O trabalho no Bem também educa. Estar vinculado a qualquer tarefa que compartilhe o pão da caridade com o próximo fortalece o ser a estar mais próximo de seus mentores, facilitando o processo de desvinculação dos pensamentos que o fizeram adoecer.

Há inúmeras opções nesse particular: pode ser num grupo de distribuição de sopa para as populações em situação de rua; num curso gratuito de profissionalização de pessoas carentes; na evangelização infantil; numa assistência a idosos, e assim por diante. Trabalhar no Bem é a chama viva no coração de cada um de nós perante os obstáculos e, como diz a frase atribuída ao espírito Emmanuel: *O Bem que fazemos ao próximo é o nosso advogado em toda parte.*

Nenhuma dessas formas será efetiva se o sofredor não tiver humildade, não reconhecer o seu estado doentio. Assim que percebe seus enganos, busca os medicamentos espirituais para que encontre soluções que o libertem do obsessor.

Nada é válido, ressaltamos, se o encarnado não fizer a sua parte, ou seja, se não se esforçar para melhorar seus pensamentos, palavras e ações; se não tiver sincero desejo de desvincular-se da influência negativa; e, acima de tudo, se não se perdoar, se não perdoar aos outros, se não perdoar ao obsessor.

Após receber a assistência espiritual, cabe ao paciente seguir pelas veredas de Jesus, entregando-se ao trabalho da caridade e do amor ao próximo. Esse será seu verdadeiro sustento espiritual em um planeta que ainda apresenta muitas misérias do espírito.

Ainda que esteja instruído, todo aquele que acredita que jamais sofrerá assédios espirituais está completamente enganado.

Portanto, como nos orienta o Mestre Jesus (Mt. 26.41), em matéria de influência espiritual, permanentemente recorramos à vigilância e à oração.

VINTE E SETE
ORAÇÃO

A ação de orar é uma terapêutica que se torna cada vez mais relevante. Em tempos desafiadores, orar nos mantém em contato com as faixas vibratórias consoantes com os Planos Superiores, e, assim, obtemos pensamentos e sentimentos mais límpidos e conectados com o propósitos de nossas vidas.

É um recurso universal, inerente a várias religiões, no entanto a oração requer atenção especial daquele que irá realizá-la.

A prece é chama acesa continuamente no templo de nossas almas, portanto orar apenas ao acordar ou antes de dormir, como aprendemos na infância, é válido, porém há muitas outras formas de oração.

Pensamentos edificantes que emitimos a nosso favor ou de outrem, os bons sentimentos que cultivamos, todos são preces que podemos fazer a todo o momento, em qualquer circunstância, estejamos no metrô, no trabalho, no lazer, nas atividades do cotidiano.

É benéfico um contato contínuo com a prece, todavia sugerimos que se evitem ritos e formas mecânicas de oração. Não que não tenham seu valor, o importante é o sentimento que colocamos e se nossa cultura e religião assim pedem, atendamos. Se nos sentimos elevados, apaziguados, sim, oremos as preces que sabemos. O próprio Cristo nos deixou a perfeita oração, o Pai-Nosso, adotado quase que universalmente por todas as vertentes do Cristianismo.

Orar, no entanto, é um diálogo íntimo entre o nosso espírito e a espiritualidade amiga. Essa intimidade permite que os amigos espirituais consigam emitir seus conselhos e intuições para nós. A percepção do que precisa ser realizado se alarga e o ser adquire maior lucidez na administração do seu livre-arbítrio.

A prece sincera é a que vem do fundo da alma em direção a algum propósito. Acalma as emoções perturbadoras. Alcança diretamente o sistema límbico, trazendo limpidez às paisagens emocionais. A eletricidade do cérebro se reajusta e se torna um verdadeiro remédio gratuito na promoção da saúde mental, com objetivo de melhorar a depressão, a ansiedade, dentre outras dificuldades emocionais que possam nos visitar.

Ninguém está abandonado por Deus e muito menos pelos espíritos que governam nossa existência. Em momentos de aflição, esquecemos a ação terapêutica da prece. Ao recorrermos a ela nos momentos corriqueiros ou nos especiais, tomaríamos decisões carreadas pela razão e pelo amor.

A influência dos bons espíritos traz grandes benefícios para a nossa trajetória espiritual enquanto encarnados. Nenhuma prece fica sem resposta, mas precisamos dar tempo para que as ações da espiritualidade possam ser efetivadas, compreendendo que muito do que pedimos pode não ser necessário para o momento.

Existe tempo e hora para tudo. Os amigos espirituais nos guiam, portanto tenhamos certeza de que seremos amparados em nossas dificuldades.

Saber ouvir os nãos que são impostos pela vida, contudo, configura grande aprendizado espiritual. É necessário compreendermos se o que pedimos faz parte da nossa jornada, e apenas o autoconhecimento e a fé raciocinada poderão entregar essa resposta.

Nosso processo de aprendizado e elevação espiritual é acelerado, quando aprendemos a decodificar os sinais que a vida apresenta. As orações serão respondidas por pessoas e circunstâncias ao nosso redor, e precisamos observar com serenidade, discernimento e fé o que nos ocorre no dia a dia. Isso gera maturidade em nossas escolhas.

Ao pedir algo ao Alto, peçamos com humildade. E estejamos prontos para as respostas que serão enviadas, mantendo-nos em trabalho constante e valorizando tudo o que chega às nossas vidas.

E, aqui, compartilhamos, na íntegra, outra bela página de Emmanuel, verdadeiro bálsamo para corações atormentados; um bom roteiro sobre a forma de orar, tema deste capítulo, e sobre a meditação, tema do capítulo vinte e nove.

Na meditação[14]

"E foram sós num barco para um lugar deserto." (Marcos, 6;32.)

---
14 EMMANUEL (Espírito). **Caminho, Verdade e Vida.** Psicografado por Francisco Cândido Xavier. Brasília: FEB, 2013. Lição 168: Na meditação.

Tuas mãos permanecem extenuadas por fazer e desfazer.

Teus olhos, naturalmente, estão cheios da angústia recolhida nas perturbações ambientes.

Doem-te os pés nas recapitulações dolorosas,

Teus sentimentos vão e vêm, através de impulsos tumultuários, influenciados por mil pessoas diversas.

Tens o coração atormentado.

É natural. Nossa mente sofre sede de paz, como a terra seca tem necessidade de água fria.

Vem a um lugar à parte, no país de ti mesmo, a fim de repousar um pouco. Esquece as fronteiras sociais, os controles domésticos, as incompreensões dos parentes, os assuntos difíceis, os problemas inquietantes, as ideias inferiores.

Retira-te dos lugares comuns a que ainda te prendes.

Concentra-te, por alguns minutos, em companhia do Cristo, no barco de teus pensamentos mais puros, sobre o mar das preocupações cotidianas...

Ele te lavará a mente eivada de aflições.

Balsamizará tuas úlceras.

Dar-te-á salutares alvitres.

Basta que te cales e sua voz falará no sublime silêncio.

Oferece-lhe um coração valoroso na fé e na realização, e seus braços divinos farão o resto.

Regressarás, então, aos círculos de luta, revigorado, forte e feliz.

Teu coração com Ele, a fim de agires, com êxito, no vale do serviço.

Ele contigo, para escalares, sem cansaço, a montanha da luz.

VINTE E OITO

DESOBSESSÃO PARA TRANSTORNOS MENTAIS

A mente é invariavelmente complexa e ainda há muito por ser descortinado. Cremos que a Medicina será, no futuro, a porta para a desobsessão, embora, no momento, pareça utopia. Todavia há muitos pesquisadores se debruçando sobre os componentes espirituais que envolvem os desequilíbrios mentais.

Os transtornos sobre os quais temos refletido neste livro apresentam, em maior ou menor grau, algum tipo de influência obsessiva.

Não podemos dizer taxativamente que essa seja a causa do transtorno, contudo sabemos que espíritos obsessores potencializam sentimentos mal administrados do ser, levando-os a quadros de distúrbio gravíssimos e à alienação mental.

A Doutrina Espírita revive os tempos do Evangelho de Jesus e possui a profilaxia da desobsessão, com o intuito de auxiliar espíritos desencarnados e encarnados em seus processos de evolução espiritual.

No processo de obsessão complexa que deflagra quadros de patologias mentais, existe uma simbiose entre um espírito desencarnado e um espírito encarnado. Ao cultivar esse predomínio sobre a mente do obsedado, o obsessor provoca comportamentos desproporcionais que fogem da leitura de qualquer racionalidade daquele que observa o processo.

A mente do obsedado fica à deriva do obsessor e completamente desgovernada, culminando em diversos tipos de transtornos mentais, e ocorre grande desconexão de si mesmo naquele que sofre os ataques.

A princípio, o processo começa sutil e vagaroso, mas, com o tempo, o domínio é exercido e os resultados podem ser catastróficos. É dessa forma que muitos que possuem esquizofrenia apresentam alucinações. Em verdade, podem ser processos obsessivos complexos que deixam o ser angustiado pela vibração malévola que causam; ou indivíduos em processos de transtorno de depressão maior são aliciados a cometer um ato contra a própria vida. Alienações e psicoses graves são instaladas, e o ser perde o completo contato com a realidade, assumindo o que chamam de loucura.

Essas ocorrências são graves, e o Espiritismo pode ofertar a chave para que essas circunstâncias sejam atenuadas e até solucionadas. Pessoas em estado de grave perturbação psicológica poderiam ser auxiliadas por meio da desobsessão, com esse propósito de desinstalar processos perversos de influência espiritual. Sugerimos, nesse caso, procurar a orientação de um Centro Espírita idôneo.

Por esse motivo, colocamos esse processo como um dos principais na cura psicoterapêutica dos indivíduos que apresentam dificuldades emocionais.

E aqui nos dirigimos especialmente aos irmãos de ideal que atuam nas instituições espíritas espalhadas por todo o país.

Situações seriam resolvidas, se o foco de algumas reuniões fosse o atendimento aos doentes da alma encarnados. Convidamos os irmãos que se dedicam ao exercício do Espiritismo a ampliar suas percepções sobre esses processos.

Há um cuidado em zelar dos desencarnados de forma disciplinada, quando se encontram jungidos aos encarnados que buscam as atividades de desobsessão ou cura.

No entanto, poucas casas têm esse cuidado em relação a seus próprios trabalhadores, esquecidas de que eles são humanos e também sujeitos aos transtornos mentais. Não vai aqui nenhuma crítica, mas uma reflexão para que, juntos, possamos avançar nessa realidade.

Uma mudança desse porte nas atividades dos Centros traria grandes benefícios às pessoas que as frequentam e aos que as exercem de maneira caridosa e afetiva.

Ainda é preciso refletir sobre o cuidado com os outros e com o grupo que pratica a caridade. Primeiro, a caridade deve ser desfrutada pelos que fazem parte da equipe e depois disseminada para outros que necessitam desse auxílio. Se assim fizermos, os indivíduos serão pilares mais fortes para comandar os trabalhos de assistência dentro dos Centros Espíritas.

Herculano Pires, em sua obra *O Centro Espírita*, e com seu estilo contundente de se expressar, deixou-nos algumas reflexões sobre a importância da desobsessão e do papel dos Centros Espíritas para o alívio ou a cura dos transtornos mentais. É com essa fala que concluímos as reflexões deste capítulo:

> [...] *As sessões espíritas de doutrinação e desobsessão provaram sua eficácia desde Kardec até os nossos dias, enquanto as opiniões contrárias não se firmam senão em opiniões pessoais, palpites deduzidos de falsos raciocínios, por falta de real conhecimento desse grave problema. Os que hoje procuram diminuir o valor e a importância dessas sessões nos Centros não passam de palpiteiros. Os Centros Espíritas bem organizados e bem orientados não se deixam levar por esses palpites, pois possuem suficiente experiência nesse campo altamente melindroso de suas atividades doutrinárias. Da mesma maneira, os que pretendem que as sessões dos Centros sejam dedicadas apenas às manifestações de Espíritos Superiores, revelam egoísmo e falta de compreensão doutrinária.* **A parte mais importante e necessária das atividades mediúnicas, mormente em nossos dias, é precisamente a da prática doutrinária da desobsessão.** *Trabalhar nesse setor é dever constante dos médiuns esclarecidos e dedicados ao bem do próximo.* **O estado de confusão a que chegou a Psicoterapêutica em nossos dias, e particularmente a Psiquiatria, exige redobrado esforço dos Centros no trabalho de doutrinação e de desobsessão. Milhões de vítimas, no mundo inteiro, clamam pelo**

socorro de métodos mais eficientes de cura psicoterapêutica, que só o Espiritismo pode oferecer, graças às suas experiências de mais de dois séculos nesse campo. O Centro Espírita guarda esse acervo maravilhoso em sua tradição **e não pode recuar** diante dos sofismas da atualidade trágica e pretensiosa. (grifo nosso).

VINTE E NOVE

MEDITAÇÃO

Em diversas reflexões neste livro, mencionamos o valor da meditação ou algum de seus aspectos diretamente relacionados ao tratamento de algum transtorno. Aqui vamos abordar essa questão de forma abrangente.

Eis uma das técnicas milenares orientais que ganharam grande expressão no mundo, por causa da necessidade de trazer alívio ao desequilíbrio emocional, por configurar suporte e apoio para aquietar a mente e o coração, a racionalidade e os sentimentos que elaboram as emoções.

Diante das adversidades e angústias causadas por transtornos mentais, a meditação induz o ser ao equilíbrio da alma, para que as emoções possam ser qualificadas, transmutadas de pensamentos negativos e malévolos para fontes positivas e vibrantes.

Meditar é o processo de soerguer as emoções do lodaçal de pensamentos destrutivos, buscando sintonias mais elevadas e agradáveis à saúde emocional.

Produz grandes benefícios para os transtornos mentais, porque atua diretamente no sistema límbico, e contribui de forma terapêutica, para reorganizar o inconsciente caótico.

A meditação também é instrumento de autoconhecimento. As técnicas que a envolvem, como a respiração, fazem com que o indivíduo conheça as nuances do corpo físico e suas diversas manifestações.

Uma pessoa com o Transtorno de Ansiedade, por exemplo, quando se dedica à meditação, aprende a perceber quando sua respiração precisa ser controlada. Para, por alguns instantes, para perceber quais pensamentos e sentimentos alteraram aquele processo e se propõe a respirar, a fim de recompor o estado emocional fragilizado.

No campo da neurociência, o ato de meditar potencializa o neurotransmissor GABA que é responsável pela sensibilidade e pelo humor dos indivíduos. Por esse motivo, a meditação é altamente indicada para pacientes que apresentem o Transtorno Afetivo Bipolar e também beneficia portadores de processos depressivos.

Embora os conceitos sobre meditação estejam mudando, o método ainda é considerado em alguns nichos da sociedade como algo místico.

Pesquisas nesse campo ainda são bem incipientes; contudo, de forma empírica, está se comprovando a correlação entre sua prática e a saúde emocional.

Um artigo [15] no Portal da Saúde, publicação do Ministério Público da Saúde, afirma que é uma das formas de controle de ansiedade e estresse, enumera os bene-

---

15 PORTAL DA SAÚDE. **Benefícios da meditação para a saúde mental**. Disponível em: https://saude.mpu.mp.br/noticias/beneficios-da-meditacao-para-a-saude-mental#:~:text=A%20redu%C3%A7%C3%A3o%20do%20estresse%20e,a%20sensa%C3%A7%C3%A3o%20de%20bem%2Destar. Acesso em: 9 jan. 2024.

fícios para o organismo e traz outras informações interessantes.

A meditação é um processo de cura natural e, embora possa ser realizada pessoalmente, a condução de especialistas experientes e capacitados propiciará condições para que resultados significativos sejam alcançados.

Agregá-la ao cotidiano é estabelecer o processo de encontro consigo e com Deus. Relevante e fundamental neste mundo em que as pessoas ainda não conhecem a si próprias e estão em busca de referências para encontrar seus verdadeiros propósitos.

TRINTA

PACIÊNCIA

Temos falado aqui sobre o imediatismo que grassa na Terra, bem como da precária utilização da tecnologia nos diversos saberes e dos estragos psíquicos acarretados por esse quadro.

Propostas milagrosas se espalham por toda parte, ofertando soluções rápidas para quase tudo, desde as questões mais simples até as mais desafiadoras.

E quantas pequenas coisas parecem obstáculos imensos: um engarrafamento, uma música alta de que não gostamos, um objeto fora do lugar, a opinião de nosso colega, a cor do nosso cabelo, o gosto da comida, e por aí vai.

São duas faces de uma só questão: a falta de paciência.

Diante disso, o homem, que nos parece ter perdido a si próprio, é tomado pelo desânimo, pela irritação e por frustrações de toda sorte, quando as conquistas que pleiteia não são alcançadas.

Quando a sede por respostas prontas e fabricadas, olvidando o trabalho sério e consistente, não é atendida, o ser se revolta facilmente.

Dentro do lar, a irritação com os parentes.

No trabalho, a busca por resultados intangíveis.

Nos relacionamentos, a ausência de tolerância diante das imperfeições alheias.

Todo esse espectro de crenças superficiais adoece e machuca o coração dos seres humanos.

O trabalho sério, o esforço contínuo ainda constituem a mola propulsora para alcançar as metas que se deseja.

Repetimos: a semente não se torna árvore de uma só vez. São necessários meses de adubo, sol, cuidado, persistência para fazer o fruto se concretizar.

Não é diferente da nossa vida. As buscas pelas realizações fazem parte da nossa existência, entretanto necessitamos estar dispostos a lidar pacientemente com vicissitudes que cercam a semeadura, para celebrarmos a colheita no momento certo.

Quantas vezes "explodimos" do nada e, como fogos de artifício, nós vamos provocando explosões de um, de outro, com palavras ríspidas, alterações de voz, gestos intempestivos.

A falta de paciência, por vezes, pode ser indicativa do início de algum transtorno ou tão somente indisciplina do espírito, certa arrogância, como a dizer que tudo tem que ser do seu jeito, no seu tempo, sem nenhuma consideração pelos sentimentos e aspirações alheios.

Paciência é uma das virtudes que requerem tempo, persistência, disposição de recomeço. Também pode ser alcançada com a meditação, com o exercício do autoperdão, da autoestima, da oração.

Quem possui paciência tem maior discernimento sobre as situações, mantém-se inabalável diante das maiores tormentas, predispõe-se a ser mais feliz.

Tudo tem tempo certo para florescer no campo material ou espiritual. Que saibamos ter a maturidade dos que não agem por impulso e aprendamos a administrar as nossas vidas com doses salutares de paciência.

TRINTA E UM

PENSAMENTO

O governo da mente é o grande propulsor da saúde mental e espiritual, então, o pensamento pode ser fonte curadora ou destruidora das atividades psíquicas do ser.

Por esse motivo, pensar bem é instrumento luminoso para a humanidade, que ainda não capta bem a grandiosidade dos efeitos consideráveis que o pensamento pode concretizar sobre as células do corpo, em especial as do cérebro.

Ainda tateamos no terreno do conhecimento sobre essa força poderosa de que fomos dotados e que vem sendo burilada há milênios.

O cérebro sonda, em tempo real, a qualidade e a funcionalidade do pensamento produzido pelo espírito que habita aquele determinado corpo. O espírito pensa e as ondas eletromagnéticas do seu pensamento alcançam o perispírito.

Assim, um perispírito denso e somatizado por emoções desalinhadas, trazidas por pensamentos negativos, também pode ser fonte curadora do corpo físico e mental, ao receber pensamentos elevados, equilibrados.

O pensamento tem a capacidade de provocar prognósticos mais felizes em relação aos distúrbios emocionais. Alguns ditados populares dizem: "Você é o que você come". E nós afirmamos: "Você é o que você pensa". Os aspectos emocionais são desdobramentos do que pensamos.

Pensar é como respirar, e sempre será contínuo dentro dos atributos do espírito imortal.

Quando adoecido, o pensamento desencadeia desequilíbrios psíquicos. Então é preciso se valer dos vários recursos que podem propiciar pensamentos mais felizes, serenos.

Novamente, a prática da meditação comparece como excelente opção. Esse instrumento aquieta o pensamento acelerado e convoca o ser para dentro de si, para conhecer os pensamentos gerados.

Qualquer transtorno mental pode ser curado e atenuado pela meditação. As novas paisagens mentais proporcionadas elevam o ser a uma nova condição vibratória.

A música também é recurso de calmaria no campo do pensamento. Separar minutos do cotidiano e estar conectado com músicas edificantes elevam a alma humana a Deus.

Leituras de qualidade estimulam o pensamento criativo, ampliam a compreensão de tudo que quisermos saber, do Mundo Material ao Mundo Espiritual. Todo o conhecimento da humanidade, invariavelmente, se inicia no pensamento.

Não se esgotam aqui as opções para manter a qualidade desse recurso tão valioso. Tudo aquilo que o eleva, o aprimora deve ser considerado.

Deus criou o pensamento e nos conduziu, durante os milênios de construção do complexo mental do nosso organismo, para aprendermos a administrá-lo, para direcionarmos ao Alto todas as nossas conquistas no campo do conhecimento e da emoção.

Então apreciemos a riqueza de suas manifestações em contínua evolução.

TRINTA E DOIS

MUSICOTERAPIA

Quem não gosta de uma boa música?

A música é um instrumento bendito que, se utilizado de forma edificante, pode trazer grandes benefícios emocionais aos indivíduos.

A boa música atrai bons fluidos e presenças espirituais que nos trazem harmonia, bem-estar ao atuarem nas conexões das redes neurais, auxiliando os tratamentos nos processos depressivos e outras patogenias.

A musicoterapia é uma terapêutica que contribui para reestruturar o inconsciente culpado pelos erros do pretérito, amenizando os mecanismos de defesa do ser que, quando mal administrados, geram agressividade, desestabilização de humor, apatia e outros distúrbios emocionais.

A música, quando sintonizada com as mais altas esferas de amor, estimula a harmonia de quem a escuta.

Todavia, exerce maior função curativa, quando o ser é agente no processo de musicoterapia. Quando toca um instrumento, ou quando canta, ou quando atua, a mente expressa as aflições de forma estruturada, facilitando o trabalho de leveza, necessário aos processos do inconsciente ainda desequilibrado por ações dessa e de outras existências.

Atividades de musicoterapia seriam bem-vindas nos templos religiosos, os quais têm por escopo ser escolas de almas, assim como nos centros de saúde mental, para promover o reajuste emocional dos pacientes psiquiátricos.

Ainda são poucos os especialistas de saúde que se atentam aos benefícios excepcionais desse e de outros recursos, aparentemente não convencionais, para produzir saúde mental em larga escala. É questão de conhecer para entender.

TRINTA E TRÊS

CIRURGIAS ESPIRITUAIS

Por fim, o último dos remédios espirituais da longa lista aqui exposta.

Allan Kardec na Revista Espírita[16] trouxe, por diversas vezes, relatos de curas e cirurgias espirituais, no entanto limitou-se a narrar os acontecimentos sem se aprofundar em técnicas e informações correlatas, certamente deixando ao porvir essa tarefa.

No Mundo Espiritual existe extenso número de espíritos desencarnados dedicados a esse campo de atuação. Eles estudam continuamente técnicas cada vez mais avançadas para que as mazelas orgânicas sejam curadas ou atenuadas.

É importante salientar que os médicos espirituais não têm o objetivo de substituir os médicos da Terra. Existe enorme vontade dessa Espiritualidade amiga de estabelecer laços que tragam benefícios e avanços para a Medicina terrícola.

Cada vez mais esses espíritos especialistas se unem em assembleias para promover, na Terra, a disseminação de técnicas para erradicar doenças que a ciência ainda não logrou êxito em descobrir.

---

16 KARDEC, Allan. Evandro Noleto (Trad.). **Revista Espírita**. Brasília: FEB, 2018. 12 v. 1858 a 1869.

As cirurgias espirituais são prodigalizadas pela bondade de Deus entre os homens. Representam o Seu amor pela humanidade. Ao deixar à nossa disposição leis, até então desconhecidas por nós, facilita o processo de cura orgânica a milhares de pessoas.

Muitos ainda possuem em suas paisagens mentais a concepção de um Deus antropomórfico e a convicção de que estamos sempre em dívida com o Criador. É evidente que existem processos que precisam ser resgatados pela dor, por conta de erros do pretérito, entretanto olvidamos o atributo do amor de Deus entre as criaturas.

Nenhum homem está fadado ao sofrimento, mas a aprender com a dor. Buscar extrair lições das dores que a vida apresenta abre um campo de oportunidades no que tange à evolução espiritual.

Para compreender o significado do que seja cirurgia espiritual é preciso saber como uma doença se manifesta no corpo físico. Já abordamos essa questão de maneira esparsa no livro, então aqui faremos um resumo.

O perispírito é a sede das emoções do espírito. Nele, ficam armazenadas as memórias, os atos e as marcas profundas da nossa existência milenar. Para que a doença se estabeleça organicamente, o perispírito transmite lesões provenientes de outras reencarnações ou que foram provocadas na atual reencarnação.

Ocorre, em cada um dos processos reencarnatórios de um indivíduo, um planejamento minucioso, que inclui a predisposição para determinadas doenças, não todas pelas quais precisa passar. Caso contrário, viveríamos doentes. A bondade de Deus permite que, a cada reencarnação, passemos por poucas doenças, contraídas pela péssima administração das nossas emoções e dos nossos comportamentos.

Dentro do processo de cirurgia espiritual, especificamente, os espíritos projetam o perispírito em uma tela e conseguem observar as lesões e as marcas existentes. Discutem diretamente com os mentores que governam a existência do paciente para decidir se podem ou não curá-lo, pois, em muitos casos, a doença é a cura do paciente. E, quando percebem que são autorizados pela Justiça Divina, preparam-se para a reversibilidade do problema orgânico.

Eles atuam diretamente no campo perispiritual que está lesado e emitem impulsos eletromagnéticos somados com a aplicação de ectoplasma no local. Assim os espíritos revitalizam aquela região perispiritual. E, dependendo da vontade de ser curado do paciente, a transmissão desse novo molde biológico para o perispírito pode ocorrer instantaneamente ou demorar alguns dias.

Em outros casos mais complexos, existe a necessidade de mais de uma sessão de cirurgia espiritual. Cada caso é particular e, ao longo do processo, o quadro pode ser alterado.

Se a Espiritualidade perceber que o paciente conseguiu absorver lições benéficas para o seu espírito imortal, pode ser concedida a bênção da cura. Em outros casos, por uma questão de ter um pouco mais de tempo para resolver questões que possam auxiliar na evolução espiritual do paciente, pode ser dada uma moratória, ou seja, um tempo determinado para solucionar questões íntimas reencarnatórias.

Precisamos nos perguntar não apenas como alguém foi curado, mas o porquê do processo, pois quem é curado tem mais tempo de estar entre os encarnados e descobrir quais os propósitos que precisam ser realizados.

O Espiritismo tem por base a evolução moral do espírito. E, para tal, precisamos de um corpo físico saudável.

As operações magnéticas no perispírito podem trazer benefícios e mudar o roteiro de muitos corações que estavam desenganados pela Medicina da Terra.

Com o intuito de exercer a mediunidade curadora, as Leis Divinas orientam que não seja cobrada a cirurgia espiritual e que o processo seja realizado com total desinteresse pessoal. É um trabalho mediúnico que atrai grandes tentações e o médium necessita de estudo e bastante consciência de que não é ele quem cura e, sim, os espíritos. O médium é instrumento e tem papel relevante e, se o desempenhar com generosidade e fé, pode alcançar resultados inimagináveis.

Todo ser encarnado pode se beneficiar da cura orgânica. Basta que seja merecedor e se coloque na posição de ser o responsável pela oportunidade de ser curado. Além disso, após ser curado, precisa se dispor a mudar o comportamento que o adoeceu, caso contrário, possivelmente voltará a ter problemas orgânicos.

É uma grande oportunidade de trabalhar as causas do adoecimento pela promoção do autoconhecimento. O indivíduo estará ciente de quais comportamentos precisa melhorar ou desenvolver em sua esfera íntima.

Auxílio aos portadores do Transtorno do Espectro Autista

As cirurgias espirituais podem revitalizar as partes orgânicas e devolver para os portadores de TEA a qualidade intelectual, as interações sociais e a comunicação. Contudo, se o espírito continuar vibrando nas esferas da culpa e do medo, nada poderá ser realizado. Diante disso, um trabalho de terapias pode trazer ao indivíduo melhorias, nesses campos altamente afetados, pela transmutação do medo em oportunidades no Bem, olvidando a autopunição e as culpas do pretérito.

No futuro, a Medicina poderá realizar cirurgias no cérebro, e a Psicologia, pela neuroplasticidade, oferecerá grande melhora para esse tipo de condição. A neurociência ainda alcançará grandes êxitos e apresentará propostas inovadoras a serem realizadas pela Medicina terrena.

Auxílio aos portadores do TDAH, de Síndrome do Pânico e de Esquizofrenia

Nesses tipos de transtornos, a culpa pelos erros do passado traz grandes malefícios e torna o inconsciente pesado e um fardo para que o ser prossiga suas atividades na atual existência.

Como já foi explicado nos capítulos de cada um desses transtornos, esse inconsciente encontra-se completamente desarrumado. Requer uma reorganização psíquica, que será uma intervenção perispiritual para que essas memórias traumatizantes do passado sejam direcionadas para um espaço mais confortável na consciência do ser.

Ajustar essas camadas permite que o fluxo cerebral, por meio das conexões neurais, seja restabelecido, e os pacientes sentem alívio para os fardos que carregam. É um trabalho que requer um olhar integral sobre o indivíduo. A cirurgia espiritual pode ser instrumento da bondade de Deus para que esses processos sejam aliviados.

Auxílio para Portadores de Depressão e Ansiedade

No processo de depressão e ansiedade, a Medicina espiritual dispõe de aparelhos, no formato de uma caneta, que emitem impulsos eletromagnéticos na fenda sináptica do ser, para que seja potencializada a proliferação de neurotransmissores, como a serotonina, a dopamina e a noradrenalina, trazendo alívio e bem-estar àqueles que buscam esse tipo de atendimento.

Enfim, há inúmeras técnicas que se aplicam a cada caso, como na Medicina terrena em que os especialistas contam com aparelhagens variadas e procedimentos adequados aos diversos tratamentos. Pouco a pouco esse conhecimento chegará até nós, como ocorreu com todas as ciências, filosofias, descobertas nos vários campos do Saber.

PARTE 3
RELATOS DE CASOS REAIS

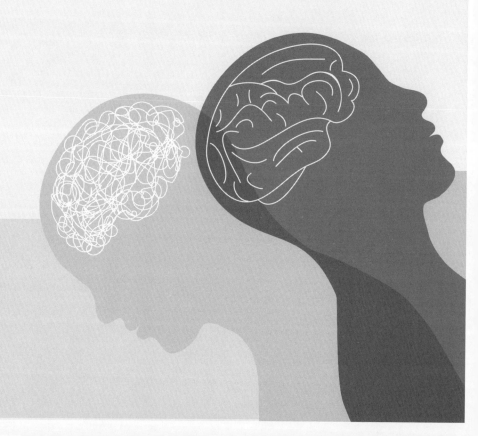

TRINTA E QUATRO

PACIENTE COM PSICOSE E BIPOLARIDADE

O pai de Elis era alcoólatra e, durante dois meses no ano, ficava completamente embriagado. De família evangélica, Elis tinha muita vergonha dos comportamentos do pai perante o grupo social da igreja. Tornou-se minha paciente na Psicologia em meu último ano da faculdade.

Elis havia passado por um quadro de psicose extrema e tentaram interná-la, contudo seu marido não permitiu que isso acontecesse. Além do quadro psicótico, Elis foi diagnosticada com bipolaridade.

Recebeu do psiquiatra uma série de medicações que culminaram em efeitos colaterais complicados. Ficava trêmula, babava e não conseguia ficar sentada durante a primeira consulta. Naquele primeiro momento, não havia muito a ser feito com a paciente, pois ela estava muito arredia e afirmava que sofria perseguição na rua por grupos religiosos de outras denominações.

No sábado seguinte, levei o nome completo dela para a sessão de desobsessão na Fraternidade Espírita João Batista, para verificar o que estava acontecendo. E um espírito se manifestou afirmando que ainda iria deixá-la "mais maluca e fora do normal."

A equipe mediúnica interferiu para evangelizar aquele irmão que se tornara um obstáculo na vida de Elis.

Em apenas uma sessão, ele aceitou seguir seu caminho e rapidamente a situação foi contornada.

Na quinta-feira, quatro dias após a sessão, Elis já não demonstrava nenhum movimento mais trêmulo, não babava e estava lúcida. O quadro psicótico fora potencializado pela presença desse espírito desencarnado.

Após conselhos da equipe de Psiquiatria, nas sessões de psicoterapia, apenas abordávamos questões leves e rasas do cotidiano, aguardando o tempo para que a medicação pudesse fazer efeito e a mania persecutória pudesse cessar e, então, começássemos a entrar de fato no processo de promoção de autoconhecimento psicoterápico.

Após a quarta sessão, Elis não se sentia mais perseguida e iniciamos o processo de autoconhecimento. Fizemos dezesseis sessões, e um de seus maiores aprendizados foi que ela não precisava se tornar rude como o pai para se proteger das dificuldades que passava. Bastava permitir que ele fosse quem era e ter consciência de que ela não conseguiria modificá-lo.

De forma lenta e progressiva, ela tomou para si o autoperdão, para que pudesse ser menos dura consigo mesma e tornar o fluxo da vida mais afetivo, deixando que o hoje se resolva hoje e o amanhã se resolva amanhã.

Descobriu que pode cometer erros e ser alguém frágil, e que isso não a torna menor do que ninguém, apenas mais humana. Das fragilidades, conseguiu obter a coragem necessária para retomar sua graduação em veterinária.

Ao longo do processo, detectamos que Elis não apresentava comportamentos condizentes com os sintomas do Transtorno Afetivo Bipolar e com isso, o médico reduziu o medicamento.

Enquanto isso, ela continua em seu processo de autoconhecimento, buscando aprimorar o perdão, e tomar cuidado com as questões psicóticas que ainda necessitam de medicação para que o quadro não se agrave. O amor sempre é o caminho para o fim da dor.

TRINTA E CINCO

PACIENTE COM DIAGNÓSTICO DE *BORDERLINE*

Iniciei um trabalho de conversa fraterna com uma família do Rio de Janeiro. Pai e mãe haviam visitado o psiquiatra e receberam o diagnóstico de Transtorno de Personalidade *Borderline* para o filho Pedro.

Pedro vivia com roupas rasgadas e desleixado, e a mãe, certa ocasião, chegou a confundi-lo com um morador em situação de rua quando chegou em casa.

Além de apresentar muita agressividade durante o dia, Pedro batia a cabeça na parede todos os dias por volta de quinze vezes. O senso de autodestruição era demasiado, apresentava raiva desproporcional em suas atitudes comportamentais.

A primeira tentativa de tratamento foi encaminhá-lo ao psiquiatra, para receber medicações para esse tipo de transtorno, além de terapia para administração das suas emoções.

Todas as vezes que o psiquiatra era marcado e a família o levava, durante a consulta, os sintomas se reduziam de forma intensa, mas, bastava sair do consultório, e Pedro iniciava uma série de crises nervosas, inclusive machucando os pais dentro do carro na volta para casa.

Comecei a desconfiar daqueles episódios e, com a inspiração de Hammed, tivemos a percepção de que

Pedro estava em processo obsessivo gravíssimo. E eram espíritos inteligentes que sabiam manejá-lo para que pudessem mantê-lo distante das medicações e do auxílio espiritual.

Com o insucesso da psicoterapia e das medicações, Pedro foi encaminhado à Fraternidade Espírita João Batista para experimentar o processo de desobsessão.

A viagem foi conturbada, pois os espíritos que estavam atrapalhando os processos psíquicos de Pedro não queriam que esse procedimento fosse realizado. O rapaz participou das sessões de desobsessão em três dias diferentes.

Na primeira sessão, inúmeros espíritos surgiram com o intuito de dizer que estavam ali para dar fim à vida de Pedro. Contudo, a equipe de médiuns, bem orientada, conduziu esse grupo de espíritos ao tratamento espiritual e orientou-os a seguirem as próprias vidas em outro Plano, deixando o jovem em paz.

As sessões foram intensas e constantes. E o amor prevaleceu. Os espíritos decidiram seguir o caminho deles para uma jornada mais educativa em outro Plano, e ocorreu uma melhora substancial no comportamento de Pedro.

Não teve mais crises nervosas, não batia mais a cabeça na parede e, desde a primeira sessão de desobsessão, pediu roupas novas para se integrar a um trabalho de caridade perto de onde sua família residia no Rio de Janeiro. Nunca mais os episódios aconteceram, e o psiquiatra deu alta a Pedro, sem compreender muito bem o que acontecera.

TRINTA E SEIS

PACIENTE COM ESQUIZOFRENIA

Francisco buscou a Fraternidade Espírita João Batista, pois havia recebido o diagnóstico de Esquizofrenia. Frequentemente era visitado por alucinações, delírios e agressividade. Não sabia mais a quem recorrer, pois não acreditava na Psiquiatria da Terra e estava sem esperança e exausto emocionalmente.

Em nosso primeiro encontro, mostrei o quanto seria importante que ele buscasse o auxílio psiquiátrico, pois reduziria bastante os sintomas do quadro esquizofrênico. Elaborei um processo de psicoeducação, para que Francisco voltasse ao tratamento psiquiátrico e iniciasse a medicação alopática, para frear os sintomas e trazer certa lucidez ao seu processo de tomada de decisão.

Na segunda vinda à Fraternidade Espírita João Batista, foi direcionado à cirurgia espiritual. Naquele momento, já medicado, buscou-se, por meio da cirurgia espiritual, reorganizar as camadas psíquicas no campo perispiritual, as quais estavam desalinhadas e aturdidas pela culpa dos erros de vidas pregressas.

Conversamos bastante sobre a necessidade de desconstruir a culpa e torná-lo mais ativo em atividades de amor ao próximo. Escolheu ser voluntário na escola próxima ao seu lar, para facilitar o trabalho e evitar grandes deslocamentos.

Retornou depois de algum tempo, e pudemos observar se existia algum fator obsessivo que fizesse com que

Francisco ainda se alterasse, mesmo com a medicação e a cirurgia espiritual. Ainda não se sentia perto de ser curado. Trazia grande medo dentro de si, um processo de vidas passadas que estava sendo potencializado por espíritos desencarnados.

Após a desobsessão, Hammed propôs a Francisco que cantasse. Ao cantar, o inconsciente culpado poderia ser reestruturado pela música de forma terapêutica.

Ao ser agente na atividade musical, o conteúdo traumático do passado foi tratado, tornando o processo mais leve e menos pernicioso para a consciência atual.

Francisco entrou para o coral de sua igreja, pois não era espírita, passou a cantar duas vezes na semana e participou de apresentações públicas, inclusive. Sentia-se revigorado. Esse processo demonstra que a expressão das emoções por meio da musicoterapia trazem grande benefício aos pacientes.

Além disso, retornou outras vezes e passou por mais cirurgias espirituais.

Não está plenamente curado e ainda tende a sofrer algumas crises nervosas, todavia seu processo emocional evoluiu positivamente. Medicação, música, cirurgia espiritual, desobsessão e servir ao próximo foram as curas na vida de Francisco que possui uma vida normal e funcional dentro daquilo que ele busca realizar.

Um ato de amor pode estimular, nas pessoas, aquilo que sequer imaginamos. E, por esse motivo, o espírito Hammed nos pedia, nesse caso, que apenas nos doássemos sem querer nada em troca. Amor é agente curador na vida das pessoas!

TRINTA E SETE

PACIENTE COM TDAH E DEPRESSÃO MAIOR

Uma paciente chamada Célia me buscou pelo meu conhecimento sobre transtornos mentais sob o prisma espiritual.

Ela apresentou o diagnóstico de Transtorno de Déficit de Atenção e Hiperatividade (TDAH) e Depressão. Além de todas as dificuldades de concentração e hiperatividade, havia grande apatia e enorme dificuldade de levantar da cama para realizar suas atividades. Aquelas que antes eram feitas com carinho e até paixão, como yoga, ir à praia e fazer trilhas.

Uma onda de tristeza tomou-a de uma forma que ela nunca havia experimentado. Além de todo esse processo, não conseguia respirar direito por grande quantidade de tempo.

O seu noivo, na época, havia relatado que, durante o sono físico, desdobrou-se e foi caminhando pela casa em que moram e encontrou diversos espíritos que davam risadas e pareciam ter controle sobre o ambiente psíquico da casa.

Aproveitei o ensejo de o noivo ser espírita e convidei-a para visitar a Fraternidade Espírita João Batista. Queria verificar se aqueles espíritos estavam exercendo alguma influência espiritual sobre Célia, que estava desestruturada e não se reconhecia.

Ao chegar ao Centro Espírita, convidei-a para tomar o passe com o intuito de trazer equilíbrio perispiritual e harmonia para a alma. Todavia percebi que a falta de ar aumentou e ela não se acalmou naquele momento.

Algo estava acontecendo e eu estava distante de respostas.

Naquele momento busquei o auxílio do espírito Pedro, que nos ensinou sobre o Transtorno de Déficit de Atenção e Hiperatividade, e nos apresentou diversas soluções para contornar o transtorno e viver de forma harmônica.

O espírito fez a cirurgia espiritual para que o pensamento de Célia fluísse de forma espontânea e menos embaçada, uma característica das pessoas que têm TDAH. Além disso, atuou diretamente nas vias aéreas de Célia para restaurar o sistema respiratório. Todo o trabalho fluídico ocorreu no campo perispiritual, trazendo algum alívio, melhora nos sintomas, e até calma para Célia.

Mas ainda assim Célia não conseguia respirar e estava desconfortável. Naquele momento busquei o espírito Bartholomeu Tacchini, que me incentivou a buscar pelo processo de desobsessão, pois havia pressentido a presença de espíritos desencarnados junto à Célia e seus familiares presentes no local.

Ao adentrarmos a sala de desobsessão e o processo ter iniciado, fiquei aturdido. Um espírito desencarnado estava vinculado à Célia e, ao se manifestar por uma médium da casa, nitidamente percebi que o espírito também estava com falta de ar. A presença espiritual estava trazendo malefícios para o sistema respiratório de Célia.

Foi uma sessão intensa, porém gratificante. Todos os espíritos obsessores concordaram em seguir o caminho de luz após a intervenção dos médiuns da casa.

Algumas respostas foram-me reveladas. O espírito Hammed pediu-me para levar Célia para a aplicação de passes espirituais. Naquele processo, ela seria tratada dos resquícios que comprometeram o seu sistema respiratório.

Após apenas duas horas de atendimento, recebi uma mensagem de Célia afirmando que a respiração havia voltado ao normal e todo mal-estar e apatia haviam ido embora.

Na continuidade dos atendimentos, com Célia mais confiante, trabalhamos três questões importantes: aprender a expressar emoções; promover autocompaixão diante de suas cobranças e voltar a cantar.

Ao se expressar melhor, ela consegue desenvolver os assuntos que o transtorno de TDAH ainda restringe. Mas, como tudo é treinamento e prática, Célia está aprendendo a se expressar efetivamente e, em suas últimas reflexões, decidiu até mudar o curso que está fazendo, pois não atende a seus propósitos de vida.

O trabalho de autoconhecimento e percepções sobre a vida continua e será para o resto da vida. O importante é que Célia toma as medicações prescritas pelo psiquiatra, faz psicoterapia e, de vez em quando, se preciso, busca o apoio espiritual para acalentar seus processos emocionais.

Voltou a ir à praia, a visitar cachoeiras, a fazer trilhas e a ser amorosa consigo mesma. É uma construção lúcida e feliz!

O Espiritismo foi um divisor de águas na vida de Célia!

TRINTA E OITO

PACIENTE COM SÍNDROME DO PÂNICO

Meu nome é Rafael Papa. Sou médium e auxiliei a escrever esta obra. Dizer sobre a minha fragilidade e meus encontros e desencontros em relação à síndrome do pânico pode instigar o leitor a se identificar com o processo.

Embora seja médium, psicólogo e expositor espírita, também experimentei passar por um transtorno de ordem psíquica e gostaria de compartilhar com o leitor um pouco desse processo e as soluções que precisei enquadrar no meu cotidiano para superar esse drama em minha vida. Gostaria de relatar meu processo de síndrome do pânico pautado na integralidade das diversas dimensões biopsicossocial e espiritual.

Em meados de 2014, fui tomado por um grande processo de medo que me consumiu. A minha boca ficou seca, minhas pernas trêmulas, as mãos suadas, e apenas um sentimento pairava em minha mente naquele momento: eu estava morrendo.

A sensação era de que eu havia sido vítima de um infarto e morreria a qualquer instante. Após o incidente, fiz exames cardiológicos que não apontavam para nenhum resultado disfuncional no coração. E os médicos haviam me relatado que eu tive um episódio de pânico.

Havia acabado de terminar o Mestrado em Administração e, entusiasmado com a vida, não dei atenção aos detalhes nem procurei auxílio psiquiátrico por dois anos.

As crises de pânico vinham sempre, como o mar que recua e sempre volta com as suas ondas. Mas ainda era bastante orgulhoso para admitir que precisava de ajuda.

Quando a situação se agravou, busquei a automedicação e tentei atenuar os sintomas de todas as formas. Foi o jeito que encontrei para adiar o inadiável encontro com o Espiritismo.

Conforme o espírito Hammed relata nesta obra, a Síndrome do Pânico é um conjunto de sintomas que compõem diversas gavetas mentais desarrumadas no inconsciente por traumas de origem de mortes complicadas e que deixaram marcas no perispírito.

Eu ainda não conhecia esses conceitos até que, quando no final do ano de 2016, entrei para o Espiritismo e comecei a estudá-lo com consistência e frequência.

Busquei uma psiquiatra na cidade de Juiz de Fora que me receitou medicações que atenuaram o medo desproporcional de ter outra crise de pânico mais profunda. O medo era meu nome e meu sobrenome.

Por onde passava, eu sempre me perguntava se estava sentindo medo. Era um processo difícil e a ajuda da medicação foi providencial para trazer certa lucidez no processo de transtorno psíquico que eu enfrentava.

E, pelo Espiritismo, comecei a me empenhar em tarefas, como palestras, sopas e atividades sociais, que atenuaram meu medo e trouxeram certo alívio para a minha consciência. Percebi que servir não era apenas um ato de caridade religioso, mas uma forma em que podemos atender à necessidade de algum irmão. E isso traz saúde emocional.

Mas eu queria mais respostas. Ainda não entendia o motivo pelo qual a síndrome do pânico ainda ressoava cânticos de medo em minha alma.

Afinal, eu estava estudando e servindo pessoas, tomando a medicação e iria começar o processo terapêutico. Mas ainda estava muito distante de respostas consistentes e maduras.

Naquele momento, ocorreu meu contato com os médicos espirituais que me revelaram que aquele medo era trauma do passado e precisava ser ressignificado; que as culpas que eu carregava no campo perispiritual ainda eram enormes fardos para a minha consciência e que eu precisaria desconstruí-la para ter uma vida mais serena e emocionalmente estável.

Eu comecei a agradecer a oportunidade de servir a Jesus, de perdoar pessoas e de ressignificar erros do passado, deixando a imatura ideia de me condenar por questões pretéritas em relação às quais eu não poderia recuar. Talvez essa tenha sido a maior cura de todas: exercer a autocompaixão diariamente no meu cotidiano.

Percebo isso por todos os lados e até em meus pacientes que nunca estão satisfeitos com seus resultados e que sempre estão em autocobranças desnecessárias e que não trarão benefício algum.

Fui submetido a algumas cirurgias espirituais que tiveram o intuito de arrumar as gavetas do meu inconsciente, trazendo leveza e bem-estar para o meu cotidiano, tornando o pretérito menos oneroso para o presente. E isso foi possível a partir das cirurgias espirituais, friso.

Além disso, passei por processos de desobsessão, no intuito de dialogar com entidades desencarnadas que estavam disparando gatilhos de medo em meu inconsciente. À medida que muitas foram resgatadas, as memórias traumáticas ficaram mais organizadas e estruturadas no meu inconsciente.

Acredito fielmente que o atendimento integral das diversas dimensões biopsicossocial e espiritual me trouxe o lenitivo que precisava para ir além do que os médicos da Terra observavam.

Ainda tenho defeitos e dificuldades, mas consigo expressar minhas emoções, pedir desculpas, comunicar insatisfações e perdoar as pessoas com mais facilidade. São construções de longo prazo e continuo no processo psicoterápico e agradeço a cada pessoa que passou pela minha vida em forma de auxílio e esperança em minha recuperação.

Deixo meu relato, pois sinto que é importante dizer que o médium que trouxe essa obra à lume possui fragilidades, mas nem por isso me sinto desqualificado e desmerecedor do amor de Deus. Pelo contrário, cada vez mais, o contato com os amigos espirituais me encoraja a desenvolver o autoamor e o amor pelas pessoas ao meu redor.

Palavras finais

E aqui terminamos as reflexões que desejamos compartilhar com nossos irmãos de humanidade, na esperança de contribuirmos com pequenina semente para a seara ora em cultivo para as boas colheitas do mundo regenerado.

Ainda não podemos fechar os olhos e dizer que tudo está bem, pois o momento que atravessamos é ainda de tempestade antes da bonança que se fará no mundo, como nos revelaram Jesus, Governador do Mundo, e todos os emissários que têm nos enviado ao longo dos milênios, para que encontremos o caminho da felicidade real, da saúde integral – espírito, mente e corpo.

A hora é de alerta, como nos afirmou Allan Kardec:

> *E, como se não se operasse com bastante rapidez a destruição, os suicídios se multiplicarão em proporções inauditas, até entre as crianças. A loucura jamais terá atingido tão grande*

quantidade de homens que, antes mesmo de morrerem, estarão riscados do número dos vivos. São esses os verdadeiros sinais dos tempos e tudo isso se cumprirá pelo encadeamento das circunstâncias, como já o dissemos, sem que haja a mais ligeira derrogação das Leis da Natureza (Allan Kardec, Obras Póstumas).

Mas a hora é também de esperança, de confiança, certos do Amor do Pai para conosco, filhos ainda tateantes no caminho da luz, Criador que nos aguarda pacientemente há milênios.

Deus nos trouxe o véu do esquecimento de existências passadas com o objetivo de que memórias desconfortáveis e traumatizantes não fossem obstáculos à nova romagem na Terra do ser que busca construir as virtudes imperecíveis do espírito imortal.

Embora esqueçamos o passado, este permanece vivo nos refolhos da alma de forma inconsciente, reclamando as reparações necessárias pelas falhas cometidas no pretérito.

No Plano Espiritual, não existem pacientes portadores de transtornos, mas sim almas que estão desequilibradas por apresentarem pensamentos e sentimentos desalinhados com as proposta das observações das Leis Divinas.

Na Terra, não podemos tratar com um analgésico uma dor forte no peito proveniente de um problema cardíaco. Mesmo sendo dor, o ser carece de medicamento para essa condição orgânica deficiente. Assim, também o espírito encarnado precisa de medicação adequada para alcançar o estado de saúde plena. Esse olhar integral e personalizado para cada paciente não pode deixar de ser levado em consideração.

No Mundo Espiritual, existem aparelhos que aferem com precisão as necessidades dos pacientes, mas, na Terra, por enquanto não. Aguarda-se certo grau de amadurecimento para que esses recursos sejam concretizados, como tem sido até agora com todas as descobertas e invenções que o homem ainda atribui exclusivamente à sua inteligência.

Na ausência de maior precisão nos tratamentos, portanto, faz-se necessária a atenção individual, humana e acolhedora.

A proposta da Doutrina Espírita perante os transtornos mentais é o socorro do amparo emocional mediante a fé raciocinada, que aponta diretrizes para caminhos mais felizes de evolução espiritual.

Nesse sentido, mostra-se como poderosa aliada da ciência, quando esta estiver pronta para tal aliança. Melhor dizendo, quando os homens de ciência estiverem prontos para aceitar que a realidade espiritual permeia e transcende a todo e qualquer conhecimento humano, e se tornem colaboradores da Medicina espiritual que nos é oferecida como bálsamo às mazelas do corpo e da alma.

Gratidão a Deus, a Jesus, à Espiritualidade Amiga que não nos desamparam em nenhum momento de nossas vidas.

Referências

AMERICAN PSYCHIATRIC ASSOCIATION. **Manual Diagnóstico e Estatístico de Transtornos Mentais: DSM-5 /**. Maria Inês Corrêa Nascimento (Trad). Porto Alegre: Artmed, 2014.

ÂNGELIS, Joanna (Espírito). **Conflitos existenciais**. Psicografado por Divaldo Pereira Franco. Salvador: LEAL, 2023.

____. **Vidas vazias.** Psicografado por Divaldo Pereira Franco, (2020). Capítulo 1. Salvador: LEAL, 2020.

____. **Em busca da verdade**. Capítulo 1. Salvador: LEAL, 2009.

——. **Série Psicológica.** Psicografado por Divaldo Pereira Franco. Salvador: LEAL, 2023. 16 v.

DIAS, Haroldo Dutra (Trad.). **O Novo Testamento**. Brasília: FEB, 2016.

EMMANUEL (Espírito). **Caminho, Verdade e Vida.** Psicografado por Francisco Cândido Xavier. Brasília: FEB, 2013. Lições 136/152/168.

——. **Roteiro.** Psicografado por Francisco Cândido Xavier. Rio de Janeiro: FEB, 1952. Cap. II.

FERREIRA, Inácio Ferreira (Dr.). **A Psiquiatria em face da reencarnação**. São Paulo: FEESP, 1988. Cap. Reminiscência do espírito.

FRAZÃO, Dilva. **Nicolas Tesla**. E-biografia.

Disponível em: https://www.ebiografia.com/nikola_tesla/ Acesso em: 8 jan. 2024.

KARDEC, Allan. Evandro Noleto (trad.). **Revista Espírita**. Brasília: FEB, 2018. 12 v – 1858 a 1869.

____. **O Livro dos Espíritos**. Brasília: FEB, 2013.

____. **Obras Póstumas**. Guillon Ribeiro (trad.) 41. ed. Brasília: FEB, 2019. Tradução da 1ª edição francesa de 1890.

____. **O Livro dos Mediuns**. Brasília: FEB, 2013.

LOUZÃ, Mário R.; CORDAS, Táki A. (Orgs.). **Transtornos de personalidade**. Porto Alegre: Artmed, 2020.

LUCENA, Gustavo H. de. **Autismo e Espiritismo: acolhimento e mentomagnética**. Matão: O Clarim, 2021.

LUIZ, André (Espírito). **No Mundo Maior**. Psicografado por Francisco Cândido Xavier. Rio de Janeiro: FEB, 2010.

MINISTÉRIO DA SAÚDE. **Saúde Mental no Trabalho** [...] Biblioteca Virtual em Saúde. Disponível em: https://bvsms.saude.gov.br/saude-mental-no-trabalho-e-tema-do-dia-mundial-da-saude-mental-2017-comemorado-em-10-de-outubro/#:~:text=De%20acordo%20com%20a%20Organiza%C3%A7%C3%A3o,a%20aus%C3%AA. Acesso em: 26 dez. 2023.

MORAIS, Everton A. **Neurociência das emoções**. Curitiba: Intersaberes, 2020.

ORGANIZAÇÃO PAN-AMERICANA DA SAÚDE. Uma em cada 100 mortes [...] Disponível em: https://www.paho.org/

pt/noticias/17-6-2021-uma-em-cada-100-mortes-ocorre-por-suicidio-revelam-estatisticas-da-oms. Acesso em: 5 jan. 2024.

PIRES, José Herculano. **O Centro Espírita.** São Paulo: Paidéia, 2008.

PORTAL DA SAÚDE. **Benefícios da meditação para a saúde mental.** Disponível em: https://saude.mpu.mp.br/noticias/beneficios=-da-meditacao-para-a-saude-mental#:~:text-A%20redu%C3%A7%C3%A3o%20do%20estresse%20e,a%20sensa%C3%A7%C3%A3o%20de%20bem%2Destar. Acesso em: 9 jan. 2024.

RIBEIRO, Maiara. **Como os exercícios físicos ajudam na saúde mental?** In DRÁUZIO. Disponível em: https://drauziovarella.uol.com.br/psiquiatria/como-os-exercicios-fisicos-ajudam-na-saude-mental/. Acesso em: 27 dez. 2023.

SANTOS. Vanessa Sardinha dos. **Estresse – Mal do século.** In Mundo Educação. Disponível em: https://mundoeducacao.uol.com.br/doencas/estresse.htm#:~:text=Segundo%20dados%20da%20Organiza%C3%A7%C3%A3o%20Mundial,respons%C3%A1veis%20por%20desencadear%20o%20estresse. Acesso em: 30 dez. 2023.

STAHL, Stephen. Patrícia Lydie Vouex (Trad.). **Psicofarmacologia: bases neurocientíficas e aplicações práticas.** Rio de Janeiro: Guanabara Koogan, 2021.

UNIVERSIDADE FEDERAL DE MINAS GERAIS. **O que é Musicoterapia?** Disponível em: https://musica.ufmg.br/musicoterapia/index.php/o-que-e/. Acesso em: 9 jan. 2024.

VOLPATO, Aristides. C.; GALLOIS, Carolina B.; ISOLAN, Luciano (Orgs.). **Psicofármacos: consulta rápida.** Porto Alegre: Artmed, 2015.

TRANSTORNOS MENTAIS
E REMÉDIOS ESPIRITUAIS - VOL. 1

Editores: *Luiz Saegusa* e *Claudia Zaneti Saegusa*
Direção Editorial: *Claudia Zaneti Saegusa*
Capa: *Casa de Ideias*
Projeto Gráfico e Diagramação: *Casa de Ideias*
Preparação de Originais e Revisão: *Fátima Salvo*
2ª Revisão: *Miriam Dias*
Colaboração (pesquisas): *Nádia Voga*
Finalização: *Mauro Bufano*
4ª Edição: *2025*
Impressão: *Lis Gráfica e Editora*
Copyright© Intelítera Editora

Dados Internacionais de Catalogação na Publicação (CIP)
(Câmara Brasileira do Livro, SP, Brasil)

Hammed
    Transtornos mentais e remédios espirituais / [ditado] pelo Espírito Hammed ; [psicografado por] Rafael Papa. -- 1. ed. -- São Paulo : Intelítera Editora, 2024.

ISBN: 978-65-5679-047-3

    1. Doutrina espírita 2. Espiritismo 3. Mediunidade - Doutrina espírita 4. Obsessão (Espiritismo) 5. Psicografia I. Papa, Rafael. II. Título.

24-189874   CDD-133.93

Índices para catálogo sistemático:

1. Espiritismo   133.93

Aline Graziele Benitez - Bibliotecária - CRB-1/3129

Intelítera Editora
Rua Lucrécia Maciel, 39 - Vila Guarani
CEP 04314-130 - São Paulo - SP
(11) 2369-5377 - (11) 93235-5505
intelitera.com.br - facebook.com/intelitera

Para receber informações sobre nossos lançamentos, títulos e autores, bem como enviar seus comentários, utilize nossas mídias:

intelitera.com.br
@ atendimento@intelitera.com.br
▶ youtube.com/inteliteraeditora
📷 instagram.com/intelitera
f facebook.com/intelitera

📷 instagram.com/rafaelgvpapa

Esta edição foi impressa pela Lis Gráfica e Editora no formato 160 x 230mm. Os papéis utilizados foram Chambril Avena 70g/m² para o miolo e o papel o papel Cartão Eagle Plus High Bulk GC1 Lt 250 g/m² para a capa. O texto principal foi composto com a fonte Expo Serif Pro 13/18 e os títulos com a fonte Kiln Sans 22/34.